北京物资学院2022年教材出版基金资助

瑜伽
体式精讲

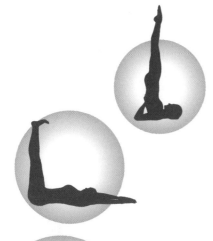

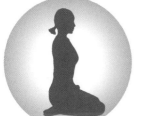

主　编◎张秋艳

副主编◎张晓静　孙　琴

编　委◎练　丽　马媛媛　王　品

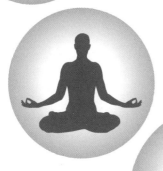

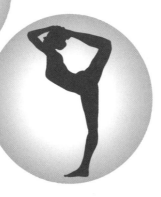

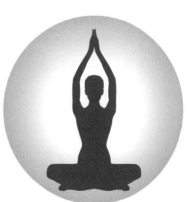

首都经济贸易大学出版社

Capital University of Economics and Business Press

·北 京·

图书在版编目（CIP）数据

瑜伽体式精讲 / 张秋艳主编. -- 北京：首都经济
贸易大学出版社, 2023.9
　ISBN 978-7-5638-3581-2

　Ⅰ. ①瑜…　Ⅱ. ①张…　Ⅲ. ①瑜伽—基本知识
Ⅳ. ①R793.51

中国国家版本馆CIP数据核字（2023）第166620号

瑜伽体式精讲

主　编	张秋艳
副主编	张晓静　孙　琴
编　委	练　丽　马媛媛　王　品

YUJIA TISHI JINGJIANG

责任编辑	浩　南
封面设计	砚祥志远·激光照排　TEL：010-65976003
出版发行	首都经济贸易大学出版社
地　　址	北京市朝阳区红庙（邮编100026）
电　　话	（010）65976483　65065761　65071505（传真）
网　　址	http://www.sjmcb.com
E-mail	publish@cueb.edu.cn
经　　销	全国新华书店
照　　排	北京砚祥志远激光照排技术有限公司
印　　刷	唐山玺诚印务有限公司
成品尺寸	170毫米×240毫米　1/16
字　　数	359千字
印　　张	21.25
版　　次	2023年9月第1版　2023年9月第1次印刷
书　　号	ISBN 978-7-5638-3581-2
定　　价	65.00元

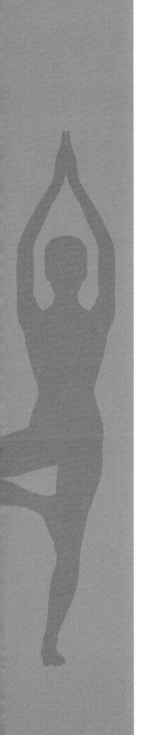

前言一

　　瑜伽（Yoga）属于哲学范畴，是一门科学和艺术，目的是止息头脑意识的波动，把心从身体的束缚中解放出来，实现个体身、心、灵三者的整体平衡和统一。习练者通过瑜伽把关注力向内投放，培养心的敏锐性和洞察力，提升内在智慧，实现个体身体、心理、情绪和灵性的健康和净化，从而获得内在灵性的成长。

　　瑜伽分为八支体系。

　　第一支"持戒/制戒"（Yama），指为改进个人外在行为所需遵守的行为规范，包括非暴力、不说谎、不偷盗、不纵欲、不贪婪。

　　第二支"内制/内修"（Niyama），指为改善内心环境，每天实际应做到的行为规范，包括纯净、满足、自律、内省（自我研习）和向自己内在的神性臣服。

　　第三支"体式"（Asana），指让人感觉舒适并能长久保持的身体姿势。

　　第四支"呼吸控制"（Pranayama），指对呼吸的延长和控制。对呼吸的感知和调控，是提升能量、放松身心、稳定情绪的法宝。

　　第五支是"制感/收摄"（Pratyahara），指通过控制感官，使习练者从对外在关注转移到向内在专注的状态。让五官（眼、耳、鼻、舌、身）往内收摄，专注于存在的核心，寂静于内。

第六支"专注"（Dharana），指意识集中在一点，大脑不再波动，是进入冥想的初始步骤。

第七支"冥想"（Dhyana），指意识长久的集中，并不会被外在的事物所干扰，此时对事物的理解和认知会从表面逐渐深入到本质。

第八支"三摩地"（Samadhi），在此阶段，不再有具体的冥想对象，而是意识进入到空灵的状态，身体和感官都处于一种休息的状态，心灵隐藏的力量被逐渐开启，体悟到生命的最高智慧。

八支瑜伽前两支属于传统戒律和个人道德修养层面，教导习练者遵纪守法，规范自己的言行举止，通过自律和内省不断修正自己的思想和行为，保持自性的纯洁和满足，提高自身修为，塑造良好品格。第三至五支属于外修的练习功夫，主要通过身体层面体式的练习来燃烧和祛除身体的杂质，增进身体健康，在此过程中通过呼吸控制和感官收摄专注向内，深化个体对自身的了解和认知，获取内在感受，建立身心的连接，通过身与心、心与灵的相互作用，彼此渗透，致力于个人的发展。第六至八支是瑜伽修习的结果，从全然的专注一步步深入，让人体验到自由、宁静、平和和幸福。

瑜伽作为一门科学，一种健康的生活方式，一种身心兼修的课程，已经进入高校体育课堂多年。学校教育的根本任务是"立德树人"，承担着为社会主义培养合格建设者和接班人的重要使命。瑜伽对学生身体健康水平的提高、正确三观的塑造、美好心灵的浇灌、优良品格的养成、稳定情绪的培养有重要作用，而这些素质都是学生成人成才道路上的必备要素。学生只有身体健康、道德高尚、品格优良、内心稳定，才能更好地投入学习和工作中，才能不断提高自身专业能力和文化素养，成长为合格的社会主义建设者和接班人，才能更好地为社会主义现代化建设服务，在实现中华民族伟大复兴的中国梦的历程中做出自己应有的贡献。

前言二

瑜伽体式是指让人感觉稳定、舒适并能长久保持的身体姿势，体式作为认识和服务于内心的工具，是瑜伽修习最常见的方式之一。体式本身蕴含着改变个人行为的巨大潜能，长期习练能改善个体身体和精神状态，令习练者进步并踏上灵性的道路。艾扬格（B.K.S. Iyanger）大师特别强调体式的正位性，即保持人体骨骼、关节、肌肉纤维等解剖结构的对位，以及内在能量、思想和智慧力的平衡。艾扬格大师说："正位带来的精准性是一种神圣的状态，是宇宙灵魂和个体灵魂的交汇点，由此可以体验到宇宙能量和个体能量的融合。"因此，瑜伽体式的习练要把"正位"放在重要的位置。

"正位"需要智慧的思考和正确的行动，需要重视内心感受的培养和融入。经过训练的、和谐的、平衡的内心才能让体式在正位的基础上获得恰到好处的伸展，并引导体式深入。瑜伽初学者由于接触瑜伽时间短，头脑中缺少对体式习练经验的内在感受力，对体式的控制和矫正缺乏相应的觉知力，体式很难达到正位。因此，瑜伽体式学习的第一步是学习肌肉的正确发力，使骨骼和关节对位。只有经过长时间、不间断的练习来训练身心的连接，获取内心感受力，才能在反复矫正体式的过程中创造体式的正位，获得身心的平衡稳定，使瑜伽的习练不断导向内在。

本教材致力于从技术层面为习练者提供体式正位习练

的指引。除了体式的习练步骤之外，还给出了体式中每个部位的发力要点，以及力与力之间的拮抗平衡关系，为习练者的思考提供参考点。习练者在本体感觉未建立时，可以根据"要点"在体式中发起有效的内在行动来组织整合身体，并在调整的过程中训练神经系统，获取内在感受，建立身心的连接，进而通过内在感受的反馈进一步调整体式，而不仅仅是在习练时摆出体式的姿势，却不知道如何在姿势中采取有效的行动来赋予体式内在生命力。"要点"也可作为培养专注力和冥想的"定锚点"，习练者通过"定锚点"引导意识向内看，让头脑意识专注在当下，获得冥想的结果。

除了技术"要点"讲解之外，教材还有六个特点。一是教材从"体式根基"和"脊柱形态"两个维度对瑜伽体式进行分类，让瑜伽体式的分类标准更加统一。其中对同类体式的内在规律和共性要点的归纳整理，也方便习练者在体式学习时举一反三，触类旁通。二是教材中针对每个体式标注的力的平衡结构图，从直观的角度，让习练者对体式中身体各部位的发力和走向一目了然。三是利用各类瑜伽辅具来解决体式中出现的各种问题，使瑜伽初学者在身体条件有限的情况下也可以安全进入体式，体会体式正位带给身体和头脑的稳定和舒适。五是对于教材中难度较高的体式，给出了从易到难的练习方式，为习练者搭建了安全有效的学习通道。习练者可以根据自身的状态选择不同的习练方式，让体式适应当下的身心现状，而不是让身体和头脑去硬性适应体式的要求。六是教材中配备的88个常见基础体式的600多张插图，使教材看起来更加直观生动，增强了教材的趣味性和可读性。

教材在编写过程中得到了诸多同仁的帮助和支持，在此一并表示感谢。首先，感谢我的同事张晓静老师和练丽老师，书中诸多图片都是她们牺牲业余时间帮助拍摄完成的。其次，感谢本教材所有参考文献的作者们，你们优秀的成果给了我诸多的启发和帮助。再次，感谢北京伽雅艾扬格瑜伽学院优秀的教师团队给予我的瑜伽习练知识和经验，让我有机会把瑜伽知识传递下去，让更多的人受益于瑜伽。最后我想说的是，每个人的习练经验和内在感受不同，在教材编写过程中呈现的方式方法会有差别。读者朋友在阅读过程中，如果对书中内容有不同的意见和建议，或发现书中有错误之处，欢迎大家批评指正。

目　录

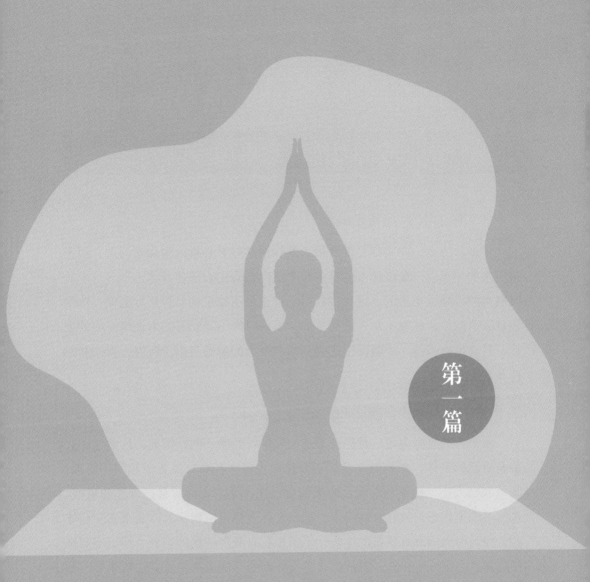

第一篇

绪 论

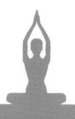

第一章　瑜伽习练注意事项

一、坚持和自律是最重要的

很多习练者一开始都是带着很大的热情和好奇心投入瑜伽学习的，但坚持下来的却不多。瑜伽学习的第一步是肌肉正确用力来使身体正形，这个阶段肌肉酸疼是很正常的。可大多数习练者正是不能正确对待这种酸痛，草率地打了退堂鼓。瑜伽不是一蹴而就的，需要时间不间断习练来训练身心的连接，只有足够坚持，才能慢慢体会到瑜伽带来的身心自由。所以，自律和坚持非常重要。

二、要诚实，不要有攀比心

每个人的肌肉力量、骨骼关节结构和练习经验不同，因此，应该让体式适合自己的身体，而不是让身体适合体式。习练者要打消竞争和攀比心理，既不和别人比，也不和前天、昨天的自己比，要诚实面对自己身体的现实。每次习练把注意力放在自己身上，把每个体式都当成崭新的体式来感受和体验，找到努力但没有紧张的感觉，不断拓展自身舒适区的边界。切记不要试图跨越练习区，直接接入挑战区，让身体承受不能承受之重，造成伤痛。循序渐进比实现"完美练习"重要得多。

三、关注体式的稳定正位

正位是指人体骨骼、关节、肌肉和内脏器官都处于身体解剖结构的正确位置。正位可以带来身体的健康和头脑意识的平静，是通往内在的正确道路。习练者如果因身体僵硬、力量不足或伤痛等原因，无法准确进入体式时，可以降低难度或借助辅具的支持来获得体式的舒适和正位，收获体式带给身心的益处。

四、关注自身的内在感受

关注自身的内在感受才能获得恰到好处的伸展，预防运动损伤的发生。每次习练都要觉察、感受在组织和整合身体时发出的信号，哪里紧张，哪里虚弱，呼吸情况，情绪和头脑状态等。如果出现憋气、肌肉紧绷的情况，说明习练过激。要放松呼吸，放慢速度，少做一点，借助辅具或退阶练习，来让肌肉和神经系统放松下来。如果身体出现刺痛或放射性疼痛，要立即出离体式，停止练习。每次练习都要进行新的探索，去获取新的感受，并始终要带着平和、友好和善意去接纳自己的内在感受。

五、在体式中注入有效的行动

行动是指身体肌肉的正确发力，内在能量从中心向四周的伸展和流动，以及头脑意识和物质身体层面的对接。练习瑜伽体式不是摆造型，而是带着觉知去观察、审视组织身体时的感受，从而发起行动来矫正体式。行动不会过多改变体式的外在结构，却能从内在让体式更伸展、更稳定，拥有饱满的生命力。因此，习练者在体式中不能太惰性，每次习练都要进行新的探索和行动。

六、在身体纵向伸展的同时，关注身体的横向拓宽

身体一味地纵向伸展，会挤压身体的内在空间，造成身体和呼吸紧张，不利于身体肌肉、内脏器官、神经系统和头脑的放松，进而干扰到心的平静。因此，体式习练时要关注身体横向的拓宽，特别是后肋的空间。后肋的拓宽可以带来心轮、喉轮、眉心轮和顶轮的展开，使呼吸柔软，身体放松。

七、不要过分关注呼吸

呼吸是连接头脑和身体的媒介，学会自觉有意识的呼吸，才能够进入自己的中心部分。但对于瑜伽初学者，特别是零基础学员，要把更多专注力放在体式的正确习练上。因为只有正确地构建体式，才能了解呼吸的特性，呼吸也才能跟体式融为一体。因此，初级阶段不要过分关注呼吸，能觉知到呼吸，不憋气即可。

八、适当放慢习练节奏

体式学习不能局限在模仿上，要用心感受，培养识别力，发展智能性。放慢节奏会给你一个反思和有意识识别的机会，发展出更多的内省，以便更好地在动作、呼吸和觉知之间进行协调，让身心趋于平衡统一。

九、记住并了解体式的名称和形态

在进入体式之前，除了让身体记住正确的体式，还需要头脑熟记体式的名称和形态。这有助于把动作名称、运动过程及内在的调整连成一体，从生理和心理层面为习练做好准备，避免习练时的迷茫。

十、注意放松和修复

只进行瑜伽体式的动态练习是不够的，习练者还需要学会放松和冥想练习。比如练习前的调息，体式间的转换调整体式，练习后的摊尸修复放松。这也是整合身体、深层疗愈必不可少的阶段。特别是每次练习完之后的修复放松至关重要，哪怕每次只有 5 分钟，也比只进行动态练习要好。

十一、其他注意事项

练习瑜伽尽量选择通风、整洁、安静的场所。穿宽松舒适或有弹力不妨碍身体自由运动的服装。有条件者可以准备一些常用辅具，或用家中类似的物品替代。避免在饥饿、劳累或饱餐后较短时间内练习瑜伽。

十二、双人辅助要谨慎

在需要双人辅助时，辅助者要有一定的习练基础，熟悉辅助的方法，并有一定的操作经验。辅助者和习练者之间有充分的信任，否则，不要随便上手去辅助。

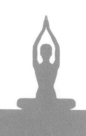

第二章 瑜伽辅具

一、常见辅具

1. 瑜伽垫。瑜伽垫是指练习瑜伽时铺在下面的垫子，主要作用是增加练习的舒适度。

瑜伽垫常见尺寸是 61cm×173cm。厚度在 1.5~8mm，初学者一般选择 6mm 左右稍厚一点的垫子增加舒适度，成熟习练者一般会选择稍微薄一点的垫子增加脚感。瑜伽垫最好选择环保性能较好的 TPE 和 PVC 材质。一张好的瑜伽垫要满足无毒无味、防水防滑、抓地力强、回弹力和抗撕拉性能好等性能。

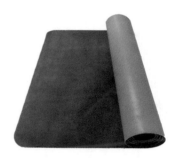

瑜伽垫

2. 瑜伽砖。瑜伽砖主要起到支撑辅助、激活肌肉的作用。

瑜伽砖的规格一般是 23cm×15cm×6cm，材质有实木、软木和 EVA 材质。实木砖比较重，支撑力和激活肌肉的效果更好，但价格较高。软木支撑力尚好，较实木舒适度要好一些，价格比较适中。EVA 材质的砖较轻，支撑力欠佳，但价格便宜。

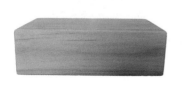
实木砖

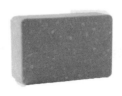
软木砖

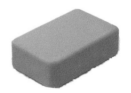
EVA材质砖

3. 伸展带。瑜伽伸展带是一种无弹性的涤棉或全棉织带，一端带有金属日字形扣或双环形扣，主要起到延长肢体长度、激活肌肉、帮助发力、矫正体式的作用。

瑜伽伸展带宽度 2.5~4cm，厚度 2.2~2.5mm，长度一般 1.2~2.5m。好的伸展带质地软硬适中，不起褶皱。

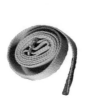 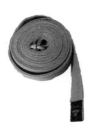 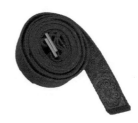

2.5cm × 120cm　　2.5cm × 250cm　　4cm × 250cm

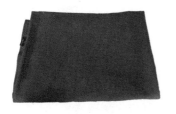

瑜伽毯

4. 瑜伽毯。瑜伽毯是一种毛加棉面料的长方形薄毯，主要起到提供支撑、缓冲压力、打开身体空间和保暖的作用。

瑜伽毯的规格一般是 160cm × 200cm，好的瑜伽毯具备厚度适中、柔软稳定、平整易折叠、支撑力强的特点，使用方法一般有打开，平折和卷起三种用法。

5. 抱枕。抱枕是用柔软填充物做成的、有一定弹性和支撑力的圆形辅具，主要是为身体提供支撑、放松修复身心所用。

抱枕内胆的填充物一般有环保棉、珍珠棉、天然竹炭纤维或荞麦壳。外套一般是全棉材质，长度 70cm 左右，宽度 26cm 左右，高度压缩后在 20cm 左右。

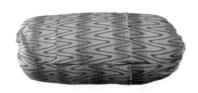 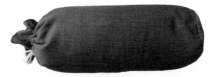

珍珠棉内胆　　　　　　　　　　荞麦壳内胆

6. 肩倒立垫。肩倒立垫主要是在做肩倒立类体式时释放脖颈后侧的空间，用来保护颈椎而设计的。良好的回弹性和稳定的支撑性是其要具备的主要特点。

肩垫的规格一般是 60cm×22cm×7cm，内胆填充物是环保 EPE 棉，外套是全棉材质，一般有两块，中间靠拉链相连，可折叠、可拆卸。

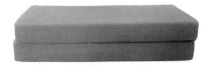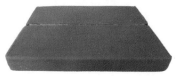

肩倒立垫

7. 瑜伽椅。瑜伽椅和普通折叠椅的区别：一是靠背是中空的，便于身体穿过椅子坐或躺在椅面上；二是椅子后腿中间有 2~3 根横梁，便于仰卧在椅面上时手从椅面下穿过抓握，更好旋肩打开胸腔。瑜伽椅的主要作用是支撑辅助，降低体式难度，增加舒适度。

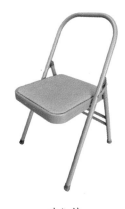

瑜伽椅

瑜伽椅的框架采用碳素钢管，外刷环保漆。椅面铺垫有薄海绵，外包是帆布或 PU 皮。椅背横杆到地面高度 78~83cm，坐高 43~45cm，椅面尺寸 41cm×41cm。

另外，瑜伽辅具还有墙绳、木马、倒箭盒、杠铃片、毛巾卷等，上述辅具也可以用家里相似的物品来替代。

二、瑜伽辅具的作用

艾扬格瑜伽创始人艾扬格大师说：辅具是掌握瑜伽体式的一种方法，指导帮助习练者在练习体式时朝着正确的方式前进，避免走向错误的方向。

对于那些力量薄弱、身体僵硬、身体有病痛，无法正常进入体式，或在体式中无法做到稳定和正位的习练者，借助辅具可以让他们紧张的头脑、紧绷的身体、疼痛的肌肉和关节得以舒缓和放松，帮助他们体验到体式的舒适感，建立自信心。对于有基础的习练者，借助辅具可以让他们在安全正位的基础上加深体式。

辅具把身体引导向正确的方向时，习练者才可以更久保持在体式中。只有长久保持在体式中，才能更好感知身体肌肉、关节、器官的伸展和扩张，循序渐进发展出体式需要的伸展和力量。只有长久保持在体式中，习练者才会发展出智力、耐心和宽容，才有助于头脑和智力深入未知的事物或难以了解的身体内部，批判性地观察身体和头脑的意识动态，从而做出更精细的调整，来保持身体、思想和自我之间的平衡和统一。

借助辅具的最终目的是脱离辅具，准确进入体式。辅具相当于拐杖，在身体能力提高和头脑发展出一定觉知力后，就要尝试脱离辅具的支持。

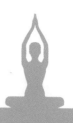

第三章　瑜伽体式分类

　　瑜伽体式的分类，站在不同的维度，可以有不同的分类标准。本书主要从描述人体空间位置关系的维度，以"体式根基"和"脊柱形态"来对瑜伽体式进行分类。

　　以"体式根基"为标准划分为：站姿、坐姿、跪姿、卧姿和支撑五种体式类型。以"脊柱形态"为标准划分为：自然顺位伸展、前屈、侧伸展、后弯、扭转和倒置六种体式类型。

一、以"体式根基"为标准的五类体式

（一）站姿体式

　　以脚为主承重的体式称为站姿体式。比如：山式（图1.1）、加强前屈伸展式（图1.2）、三角伸展式（图1.3）、半月式（图1.4）。

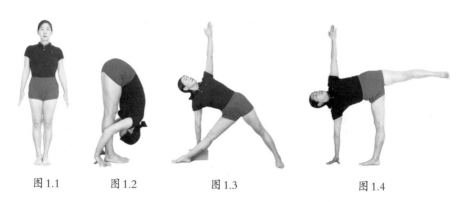

图1.1　　　　图1.2　　　　图1.3　　　　图1.4

　　站姿体式功效：①强健和伸展下肢骨骼、肌肉和韧带，更好地保护下肢关节和整个脊柱的健康。②站立体式的学习，可以矫正不良的站立习惯，增强下肢的稳定性，从而建立良好的身体姿态，塑造优美的体型。③提高头脑

感知身体各部位空间关系的能力，培养本体感觉的敏感性和神经的稳定性，为其他类型体式的学习做好准备。

站姿体式共性要点：①感受脚掌收到的信息，提升足部意识，建立脚与踝、膝、髋、骨盆和脊柱的联系，提高平衡能力。②股骨头内收，建立双腿的稳定支撑作用。

（二）坐姿体式

以臀部为主承重的体式称为坐姿体式。比如：加强背部伸展式（图1.5）、圣哲玛里琪式（图1.6）、半船式（图1.7）。

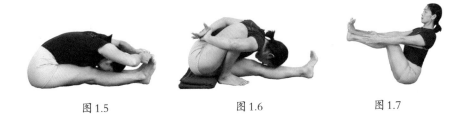

图1.5   图1.6   图1.7

坐姿体式功效：①让髋部、膝盖、脚踝及腹股沟区域的肌肉变得更有弹性。②坐姿体式降低了下肢的承重，对下肢关节有一定的放松和修复作用。

坐姿体式共性要点：①伸展臀部和大腿后侧的肌肉和韧带。②身体重量均匀分布在臀部上，展开臀纹线压实地板。③腹股沟柔软。

（三）跪姿体式

以膝关节和小腿面为主承重的体式称为跪姿体式，分为跪坐体式和跪立体式。比如：跪坐体式中的金刚坐（图1.8）、英雄坐（图1.9），跪立体式中的门闩式（图1.10）、骆驼式（图1.11）。

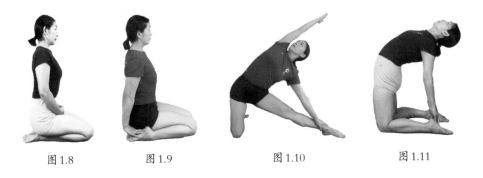

图1.8   图1.9   图1.10   图1.11

跪姿体式功效：①可以改善膝关节不适，对膝关节伤有调理作用。②伸展脚踝前侧，增加脚踝的灵活性。③改善平足。

跪姿体式共性要点：①脚趾、脚面和小腿胫骨压实地板。②伸展脚踝前侧，脚趾和膝盖彼此远离。③避免膝关节承受压力。

（四）卧姿体式

1. 俯卧体式。以身体前侧为主承重的体式称为俯卧体式。比如：蝗虫式（图1.12）、弓式（图1.13）、眼镜蛇式（图1.14）。

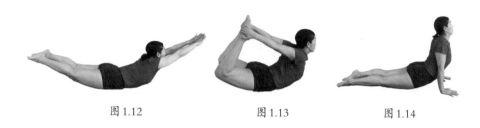

图1.12　　　　　　　　图1.13　　　　　　　　图1.14

俯卧体式功效：①伸展身体前侧，改善含胸弓背的不良身体形态。②强健身体后侧的肌肉和韧带，改善下背部疼痛。③提升能量，提振精神，改善抑郁等不良情绪。

俯卧体式共性要点：①伸展身体前侧贴地。②臀部适当放松。③尾骨伸展向后并推向耻骨。④大腿外侧切向地板，大腿内侧上提，展宽骶髂关节。

2. 仰卧体式。以后背为主承重的体式称为仰卧体式。比如：双锁腿式（图1.15）、仰卧手抓大脚趾 I 式（图1.16）、仰卧英雄式（图1.17）。

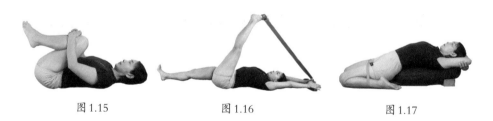

图1.15　　　　　　　　图1.16　　　　　　　　图1.17

仰卧体式功效：①减轻下肢关节、骨盆和脊柱压力。②释放腰背，缓解和调理腰背不适。③仰卧体式大部分是伸展和修复体式，可以促进呼吸，帮助身体和大脑冷静下来。一般安排在体式序列的开始或结束部分，比如摊尸式、仰卧束角式等。

仰卧体式的共性要点：①保持背部纵向伸展和横向拓宽。②腹部和下腰背落向地板。

支撑体式特指以手、肘、头、肩单独承重和联合承重，以及上肢和下肢均等承重的体式。

1. 以上下肢均等承重的体式。包括：上犬式（图1.18）、下犬式（图1.19）、侧板式（图1.20）。

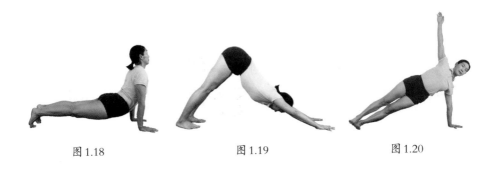

图1.18　　　　　　　　　图1.19　　　　　　　　　图1.20

2. 以肩颈参与或为主承重的体式称为肩倒立类体式，包括：四腿拱桥式（图1.21）、犁式（图1.22）、肩倒立式（图1.23）。

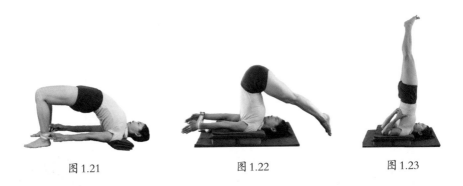

图1.21　　　　　　　　　图1.22　　　　　　　　　图1.23

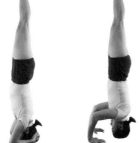

图1.24　　　　图1.25

3. 以头肘和头手联合承重的体式称为头倒立类体式，包括：头倒立Ⅰ式（图1.24）、头倒立Ⅱ式（图1.25）。

4. 以手肘联合承重的体式，包括：孔雀起舞式（图1.26）。

5. 以手承重的体式，包括：手倒立式（图1.27）、起重机式（图1.28）。

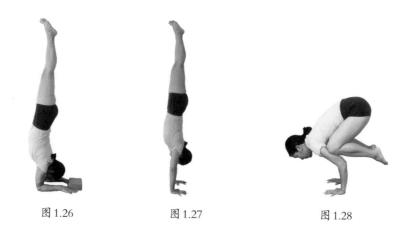

图 1.26   图 1.27   图 1.28

支撑体式功效：①支撑体式更强调身体的平衡稳定性，需要较强的上肢和核心力量，是难度相对较高的体式。长期练习可以强健上肢和腰腹核心肌肉力量，增强身体和头脑神经系统的稳定性。②提高身体感知空间的敏感性，提升平衡力。

支撑体式共性要点：①手臂有力支撑。②肩胛骨内收保持稳定。③腰腹核心稳定。

二、以"脊柱形态"为标准的六类体式

（一）脊柱自然顺位伸展体式

从头到脚保持一条直线，脊柱保持正常生理弯曲的体式，以及相对于体式根基来说，脊柱保持自然生理弯曲直立向上伸展的体式。该体式包括：仰卧山式（图 1.29）、斜板式（图 1.30）、坐角式（图 1.31）。

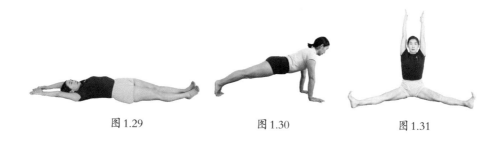

图 1.29   图 1.30   图 1.31

脊柱自然顺位伸展体式功效：①伸展脊柱，释放椎间压力。②矫正身体的不良姿势，帮助建立良好的体态。

脊柱自然顺位伸展体式共性特点：①两侧腰等长。②躯干前后均等伸展。

③骨盆和躯干在同一平面中。

（二）前屈体式

在脊柱充分伸展的基础上，以面朝下的方式，从腹股沟前侧折叠躯干靠近大腿前侧的体式。比如：金刚式身印（图1.32）、半英雄头碰膝式（图1.33）、加强侧伸展式（图1.34）。

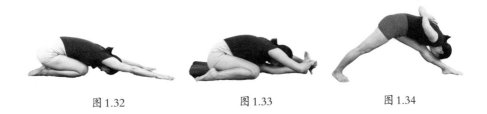

图1.32　　　　　　图1.33　　　　　　图1.34

前屈体式功效：①伸展躯干后侧，有利于背部的修复和放松。②增强下肢和臀部后侧肌肉和韧带的伸展性。③强健腰腹和大腿前侧肌肉力量。④前屈体式教导习练者要保持谦卑和臣服，避免小我的膨胀。⑤前屈体式具有冷却安神作用，有助于身心的修复。

前屈体式共性要点：①从前腹股沟折叠骨盆躯干向前向下。②前屈中保持下腰背凹陷和躯干前侧的伸展。

注意事项：①前屈之前，要先激活核心，强化腹部和下背部肌肉，保护腰椎。②前屈不能凹陷背部时，可以借助辅具降低前屈的幅度。③直腿站立前屈时，注意膝关节不要超伸。④腰椎不好的人，做前屈和扭转结合的体式时要保持头脑警觉，一旦出现放射性疼痛或肢体麻木时，要立即停止。

（三）后弯体式

在脊柱充分伸展的基础上，躯干后侧和双腿后侧彼此靠近，让身体前侧充分伸展的体式。比如：上弓式（图1.35）、双腿内收直棍式（图1.36）、展臂式（图1.37）。

后弯体式功效：①提高脊柱柔韧性，增强脊柱两侧肌肉的力量以便更好地保护脊柱健康。②刺激中枢神经系统，有效激活身体，增强抗压能力。③打开胸腔，提升能量，提振精神，改善抑郁情绪。④改善呼吸功能，对哮喘等呼吸疾病有调理作用。

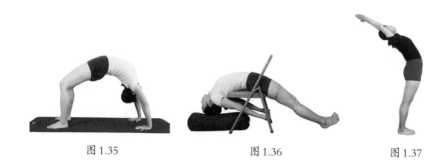

图 1.35　　　　　　　　图 1.36　　　　　　　　图 1.37

后弯体式的共性要点：①尾骨推向耻骨，去向脚跟，伸展前侧腹股沟。②腰椎提向胸椎，胸椎推向胸骨，内收肩胛和后背，伸展腹部胸腔。③上肢、下肢和腰腹核心要稳定。④大腿稍内旋向后推，释放骶髂关节压力。

注意事项：①进入后弯时要先延展椎间空间，保持高度的专注和觉知，把后弯的力平均分配到整条脊柱和髋部，避免挤压腰椎。②进入后弯前先激活后背和大腿肌肉，做好开肩和开髋准备。③先伸展胸椎，增加胸椎的活动度，保证腰椎不受压。④后弯体式没结束前不要做深入前屈体式，可以用下犬式来调整。⑤如腰部出现放射性疼痛要立即停止。⑥腰椎滑脱患者要避免后弯练习。⑦序列练习时，后弯完全做完后，可以接单、双锁腿／仰卧扭转／加强背部伸展式／下犬式等释放下腰背的紧张。

（四）侧伸展体式

在同一平面中，以髋关节为分界线，躯干侧面向下与同侧下肢外侧相互靠近的体式。比如：半月式（图 1.38）、三角伸展式（图 1.39）、侧角伸展式（图 1.40）、风吹树式（图 1.41）。

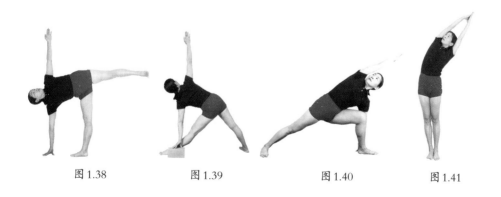

图 1.38　　　　　图 1.39　　　　　图 1.40　　　　　图 1.41

侧伸展体式功效：①加强脊柱两侧的肌肉和韧带，使脊柱柔韧并富有弹性，更好保护脊柱健康。②有效刺激中枢神经系统，激活身体，增强抗压能力。③伸展肋间肌，打开胸腔，加深呼吸，改善呼吸功能。

侧伸展体式共性要点：①外侧腰伸展的同时，不要缩短内侧腰的长度。②下方侧腰更多内收向脊柱，给侧屈提供稳定的支撑，保护脊柱的安全。③折叠侧的侧腰和肩胛旋向前，另外一侧旋向后，让侧屈在同一平面中完成。

（五）扭转体式

在脊柱（转动轴）充分伸展的基础上，肩轴和髋轴不在同一平面中，形成一定夹角的体式。比如：半三角扭转式（图1.42）、三角扭转式（图1.43）、巴拉瓦伽德扭转式（图1.44）。

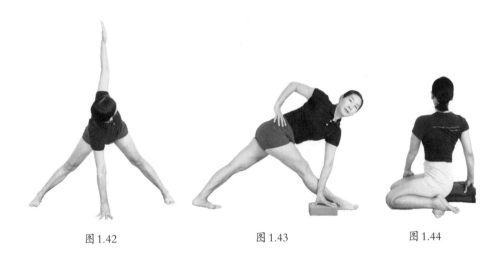

图1.42　　　　　　　　图1.43　　　　　　　　图1.44

扭转体式功效：①按摩腹部器官，促进消化系统健康。②刺激脊神经，强化脊柱周围肌肉，促进脊柱健康。③缓解肩颈和腰背酸痛。④扭转可以触达紧张的核心，深层释放身体和头脑的紧张。⑤通过旋转挤压，可以排除身体的毒素，净化身体。

扭转体式共性要点：①转动轴（脊柱）要保持中正和充分伸展。②转动时，肩轴和髋轴要向相反方向相互拮抗，使转动更深入。③转动时注意体式根基的稳固，不要让根基发生偏转。④关注身体参考点的转动，让转动更深入，比如肚脐、横隔、胸腔、锁骨、肩胛骨、侧腰线等。

注意事项：人类进化的特点是脊柱颈椎段最灵活，可以轻松做各方向转和屈的动作。胸椎段擅长扭转，腰椎段擅长前后屈，骶骨段固定。所以，扭转时腰椎以下会比较惰性，而胸椎和颈椎往往比较激性。身体也会通过手臂过度的杠杆活动，错误地深入扭转。如果骨盆和肩胛带结构不稳定，就会让肩颈部肌肉过度代偿收缩，可造成颈部、背部、肩部张力增加，或功能障碍。因此，扭转时要带着高度的觉知，更多关注转动度较小的腰椎和骶尾骨的转动，不要让转动只发生在颈椎和胸椎。

（六）倒置体式

头的位置低于心脏或身体重心位置的体式，包括所有倒立体式、所有站立前屈体式。比如：单腿肩倒立式（图1.45）、加强前屈伸展式（图1.46）、单腿下犬式（图1.47）。

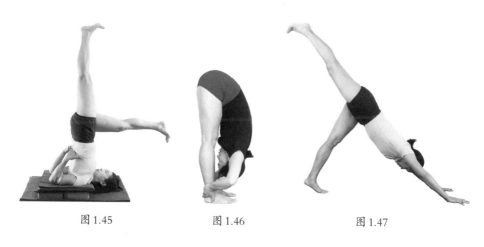

图1.45　　　　　　　图1.46　　　　　　　图1.47

倒置体式功效：①可祛除骨盆和腹部器官多余的湿气。②改善大脑供血，增强大脑活力，快速修复身体和大脑的疲劳，改善失眠、健忘等。③让大脑和神经系统平静下来，缓解焦虑，释放压力，安抚情绪，提升机体免疫力。④倒置体式改变身体原来承重的方向，预防内脏下垂，有利于关节健康，还可以起到美容和延缓衰老的作用。⑤增加头脑的空间感知力，提高平衡能力。

倒置体式共性要点：①头的位置低于心脏或身体重心的位置。②在改变身体惯常的结构时，要保持头脑冷静。

运用"体式根基"和"脊柱形态"两个维度对体式进行分类，就可以为每个体式找到准确定位。比如：三角式是站立 + 侧伸展体式，三角扭转式是站立 + 前伸展 + 扭转体式，弓式是俯卧 + 后弯体式。

当然，瑜伽体式的分类，站在不同的维度，可以有不同的分类标准。比如"体式功能"也是常用标准之一，"开肩体式、开髋体式、修复体式、腹部体式"就是以体式功能为标准划分的。

明确了体式的分类标准，习练者在瑜伽习练时，根据不同的主题，可以选择相应的体式来组成自己的练习序列，避免自我习练时的迷茫。

站姿体式

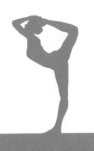

第一章　山式及其发展体式

第一节　山式（Tadasana/Samasthiti）

山式是指站立时要像山一样挺拔稳定（图2.1）。山的形态是山顶小，根基宽大，但人体情况正相反，顶部的头很沉重，而脚不够宽。因此山式站立时要拓宽双脚，同时大脑要向下沉，让智性来到双脚，让头部变得轻盈，这样才能让山式获得应有的挺拔和稳定。

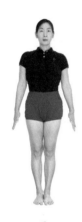

山式是所有站立体式的基础体式。学习双脚正确站立，保持根基的稳定。头脑不断感知重力在脚掌上的分配。

一、体式类别

站姿 + 脊柱自然顺位伸展

图2.1

二、体式步骤和要点

1. 双脚并拢站立，脚趾上抬回勾来展开脚底的皮肤，从脚跟到脚趾伸展脚底（图2.2）。所有的脚趾自由展开，大小脚球推地，伸展着落下脚趾。

（1）脚底的3个点均匀压地，将身体重量均匀分布于双脚（图2.3）。

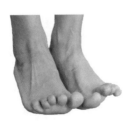

图2.2

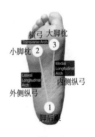

图2.3

（2）脚掌内侧（包括大脚趾）并拢贴合。通过脚的贴合，建立身体左右的连接，找到身体内在的中线。

（3）保持足弓上提的同时，更多关注脚掌内侧的下压。

（4）增加脚底肌肉的张力来让脚向下扎根。

2. 双腿并拢，骨盆中正，均衡伸展躯干的前侧和后侧。

（1）双腿肌肉拥抱骨骼，夹向中线。重点感受髌骨和大腿肌肉的上提。

（2）大腿适当内旋，创造骶髂关节的空间，释放下腰背。

（3）大腿面上端后推和尾骨前推的力拮抗平衡，使骨盆中正；腹腔器官向上提起；脊柱获得向上伸展；胸腔从内部向外打开并上提。

（4）股骨头内收，从骨盆内壁伸展躯干向上延展。

（5）肚脐、横隔和胸骨的下端轻轻内收向脊柱的方向，胸骨上端上提。

（6）腰椎伸展向胸椎，胸椎轻推向胸骨，肩胛骨内收下沉，从胸腔中心打开并上提胸腔，充分伸展脊柱和侧腰线。

3. 手臂从肩部沿身体两侧伸展向下，力达指尖，与躯干同在一额状面中。

（1）旋肩向后，沉肩向下。

（2）脖颈两侧边缘略微向后，枕骨上提，颈椎不断向上延展，两耳远离双肩。

（3）沉肩向下和脊柱向上的力相拮抗，进一步伸展稳定身体。

4. 头中正，目视前方，面部、喉咙、呼吸柔软放松。

三、体式平衡结构图（图 2.4、图 2.5）

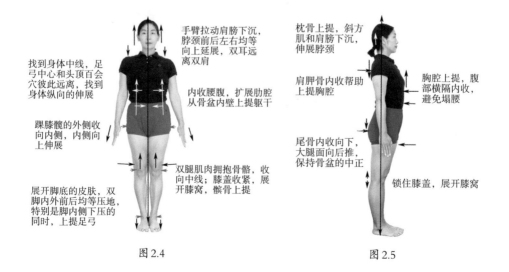

图 2.4

图 2.5

从矢状面看：双脚—双膝—耻骨—肚脐—胸骨—锁骨的中心与下巴—鼻尖—眉心对齐一线（图 2.4）。

从冠状面看：脚踝、膝盖外侧、髋外侧、肩峰、耳朵头顶一条直线（图 2.5）。

四、常见问题和解决办法

（一）含胸驼背，或塌腰撅臀，骨盆不正位等

原因分析：长期错误的姿势，导致肌肉发展不均衡，骨骼关节活动受限。

解决办法：

1. 首先是改变原来的不良姿势习惯，比如：跷二郎腿，站立时习惯把重量压在一个腿上，坐立时习惯把一侧肘放在桌子上手托下巴，单肩背挎包，等等。

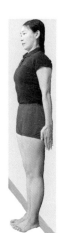

2. 借助墙或地面矫正含胸驼背，骨盆前倾、后倾的问题。

（1）背靠墙山式。将后脑勺、肩膀外侧、臀部、小腿肚、脚后跟靠墙，腰椎的部位也去找向墙；大腿面向后推向墙，尾骨对向地板推向耻骨方向，使骨盆中正，只有胸椎远离墙壁（图 2.6）。

（2）躺山式。把上述部位贴向地面（图 2.7）。

图 2.6

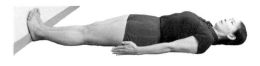

图 2.7

（二）身体松懈或僵紧

原因分析：觉知力不够，找不到肌肉正确发力。

解决办法：

1. 借用瑜伽砖练习，帮助激活相关肌肉。

（1）前脚掌垫砖（图 2.8）。能更好地体会髌骨和大腿面的上提。为了避免塌腰撅臀，把关注力放在尾骨的向下和内收上。

（2）脚跟垫砖（图 2.9）。尾骨能更好内收向下，但膝盖、大腿容易松。

把关注力更多放在大腿和膝盖收紧上，大腿面向后推。

（3）大腿内侧夹砖（图2.10）。将瑜伽砖放在大腿内侧上端，靠近耻骨（砖用窄边）。大腿内侧收紧夹砖。股四头肌收紧上提，大腿内旋以释放下背部空间。两髋的外壁向中间收，从内壁提起整条脊柱向上。

（4）脚内侧夹砖（图2.11）。脚内侧夹住砖，把砖推向地面。能更好地激活拉长大腿内侧的肌肉，改善两脚压地困难和大腿肌肉上提困难等问题。

2. 借助弹力带（图2.12）。山式站立，把弹力带挂在脖子上，两手抓握弹力带两段，向下拉伸和双脚用力踩地，与双腿和脊柱向上伸展的力拮抗，体会身体肌肉拮抗发力的感觉。

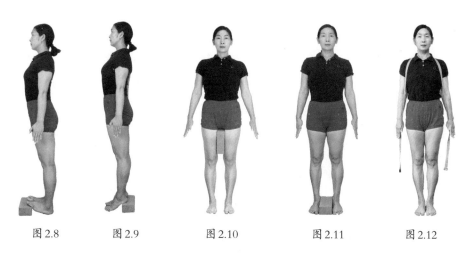

图2.8　　　图2.9　　　　图2.10　　　　图2.11　　　　图2.12

五、体式功效

- 保持良好的体态，增加身体的平衡感和协调性。
- 找到身体各关节稳定连接，身体能量上下贯通，身体成为完整一体的感觉。
- 扩展肺部，深化呼吸，使人放松。
- 增强头脑全观身体的能力，体会头脑和身体的对接，培养头脑的专注力和稳定性。

- 生理期和下背部有问题的习练者，两脚分开与肩同宽，释放盆腔空间，缓解下腰背紧张。
- 有严重膝关节、髋关节和脊柱问题的习练者，尽量避免久站。
- 不要用力向后推膝关节的中心，避免造成膝关节的超伸，给膝关节带来伤害。
- 初学者在学习中要意识专注，运用智性，学习和培养"观察"的技巧以及在体式中的内在感受。

第二节　山式手臂上举开肩体式

手臂上举主要有三个体式，差异是手臂的形态不同，手越靠近，对肩关节的灵活性要求越高：手臂上举伸展式（Urdhva Hastasana）（图 2.13），上举十指交扣式（Urdhva Baddhanguliyasana）（图 2.14），上举祈祷式（Urdhva Namaskarasana）（图 2.15）。

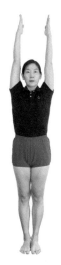
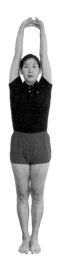
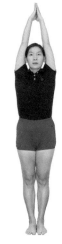

图 2.13　　　　　　　图 2.14　　　　　　　图 2.15

一、体式类别

站姿 + 脊柱顺位伸展体式

二、体式步骤和要点

（一）准备体式

山式

（二）进入体式

▨ 山式手臂上举伸展式

1. 保持山式的力和结构不变，两臂从大臂的根处，经前向上伸展至上举，掌心相对。手臂和侧腰线在一条垂线上。

（1）大臂外侧向内收，内侧更多伸展向上，找到指尖和同侧脚底力的贯穿和连接。

（2）大臂稍内旋，横向释放肩颈空间。

（3）斜方肌和肩胛骨用力下沉，拮抗手臂的向上伸展，让肱骨头牢固插入肩槽，稳定肩关节，纵向释放肩颈空间。

从前肋更多伸展小拇指向上，充分拉长前腰线，向上提起胸腔更多。

从后肋更多伸展大拇指向上，带动后腰线的伸展，感受手指向上伸展的力和肩胛骨下沉的力拮抗平衡，以及带给肩关节的平衡稳定。

从侧肋伸展中指向上，从身体内侧更多提起躯干向上。

2. 头中正，目视前方。

3. 面部、喉咙放松，呼吸放松。

▨ 山式十指交扣上举式

1. 掌心向内十指在胸前交扣，交扣的手指覆盖住手背。注意扣紧所有的手指：检查哪只手的大拇指在最外侧，以便后续交换练习。

2. 翻转掌心向外，大拇指指向地板，伸直手肘向前，肩关节插入肩槽（图2.16）。

（1）沉肩向下，伸展脖颈向上。

（2）肱骨头回拉插入肩槽的力和手掌前推的力拮抗平衡，建立手臂和后背的连接。

（3）手指扣紧前推，手指交叉的部位比手腕推得更远。

3. 身体其他部位保持山式的力和结构不变，吸气，伸展手臂成上举。最终手臂、躯干在一条垂线上

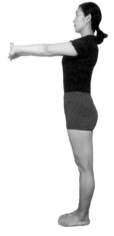

图2.16

（图 2.14）。

（1）十指扣紧，双手掌心充分张开，均衡伸展向天花板，指根比手腕更高。

（2）掌心和脚底彼此远离，从内在充分伸展身体向上，找到掌心和脚底力的贯通和连接。

4. 头中正，目视前方。

5. 面部、喉咙放松，呼吸放松。

6. 换十指交扣方向练习。

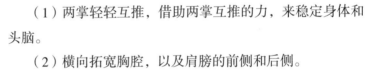 山式上祈祷式

1. 从胸前祈祷式进入上祈祷。呼气，只弯曲手肘，将双手掌于胸前合十。大鱼肌和大拇指外侧贴靠胸骨，其余手指略指向前（图 2.17）。

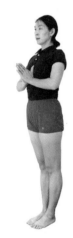

图 2.17

（1）两掌轻轻互推，借助两掌互推的力，来稳定身体和头脑。

（2）横向拓宽胸腔，以及肩膀的前侧和后侧。

（3）大臂肌肉拉向手肘，特别是不缩短肱二头肌，通过拉长和伸展大臂带动手肘向下沉落。

2. 呼气，手臂向上伸展成上祈祷。

（1）肱骨头收紧插入肩槽，稳定肩关节，释放肩颈空间。

（2）感受手臂向上的伸展，连接带动到躯干和下肢的伸展。感受身体的每一个连接在伸展的同时都变得稳定，让身体成为一个有机的整体。

3. 从山式进入上祈祷。吸气，两臂经体侧伸展向上，直接进入上祈祷式。

（1）手掌的贴合要被动，依靠大臂外侧内收相互靠近的力让手掌贴合。

（2）伸展手腕和手掌，保持胸腔和锁骨的展开。

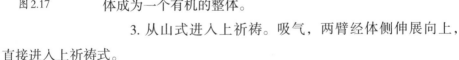

注意事项：上祈祷对肩关节的灵活性和手臂的肌肉力量要求更高。如果手臂伸不直，可勾握住大拇指，帮助手臂向上伸展。

4. 头部中正，目视前方。

5. 面部、喉咙放松，呼吸放松。

（三）出体式

呼气，（松开手指）放下手臂回到山式。

三、力的平衡结构图（图2.18、图2.19）

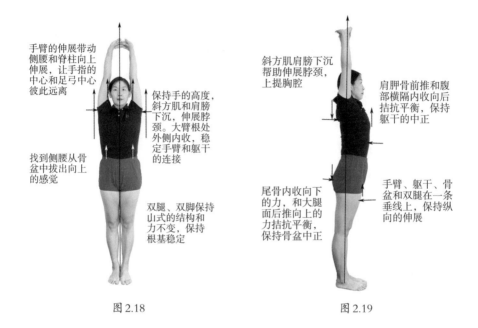

手臂的伸展带动侧腰和脊柱向上伸展，让手指的中心和足弓中心彼此远离

保持手的高度，斜方肌和肩膀下沉，伸展脖颈。大臂根处外侧内收，稳定手臂和躯干的连接

找到侧腰从骨盆中拔出向上的感觉

双腿、双脚保持山式的结构和力不变，保持根基稳定

图2.18

斜方肌肩膀下沉帮助伸展脖颈，上提胸腔

肩胛骨前推和腹部横隔内收向后拮抗平衡，保持躯干的中正

尾骨内收向下的力，和大腿面后推向上的力拮抗平衡，保持骨盆中正

手臂、躯干、骨盆和双腿在一条垂线上，保持纵向的伸展

图2.19

四、常见问题和解决办法

（一）丢失了下肢和躯干的力

原因分析：觉知力不够，顾此失彼。

解决办法：参考图2.8—图2.11。

（二）骨盆前倾，塌腰撅臀

原因分析：肩关节灵活性不够，用肋骨前推，挤压腰椎来代偿肩颈的僵紧。

解决办法：

1.关注以下身体部位的用力，做好自我调整：①大腿面上端后推的力和骶骨尾骨内收前推的力平衡拮抗。②肚脐横隔内收的力和肩胛骨前推的力平衡拮抗。③让前腰线贴向后腰线，后腰线去贴向后背衣服。

2.借助墙壁和地面等辅具来练习：①背靠墙练习（图2.20）。

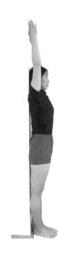

图2.20

背靠墙站立，双脚并拢脚跟贴墙。尾骨和两肩胛中心胸椎段远离墙，其余部位都贴靠向墙壁。指尖和脚掌彼此远离。②借助地面练习（图2.21）。仰卧在地板上，脚并拢蹬墙。除了尾骨和两肩胛中心胸椎上提外，其他部位都贴靠向地板。指尖和脚掌彼此远离。

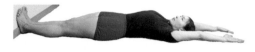

图2.21

（三）手臂举不到垂直，没有办法拉动脊柱和侧腰伸展

原因分析：手臂力量弱，肩颈僵紧。

解决办法：借助各类辅具来启动双臂。

1. 使用伸展带（图2.22）。将伸展带调整至与肩同宽，套在手腕上，手掌心相对；借助手腕和伸展带的拮抗力，努力伸展手臂向上。

2. 使用瑜伽砖（图2.23）。双手掌夹砖，努力向上推送来激活手臂。

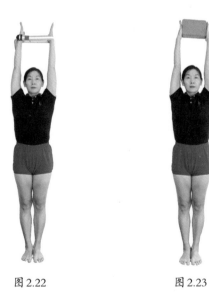

图2.22　　　　　　　图2.23

3. 借助椅子开肩。

（1）在肘关节上方套同肩宽的伸展带。把肘撑在椅背或椅面上，腿垂直地板，让肘关节和坐骨彼此远离，伸展腋窝前侧，打开肩膀（图2.24、图2.25）。

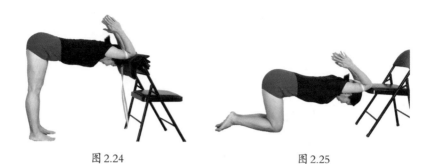

图 2.24   图 2.25

（2）蹲在椅子面前侧，把肩胛骨放在椅子面上，手臂穿过椅子靠背向后向远伸展（图2.26），或抓握椅子后腿间的横梁（图2.27），臀部向下找向地板，借助椅子内收肩胛，伸展打开腋窝前侧，打开肩膀。

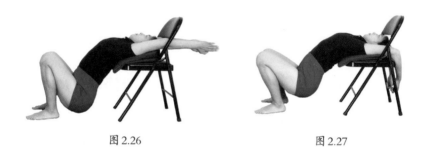

图 2.26   图 2.27

4. 同伴互助（图2.28）。习练者背靠墙做手臂上举式。辅助者站在习练者正前方，双手掌心朝向自己，从外侧抓握习练者大臂，内旋后，上提压向墙壁，让习练者掌心贴墙。

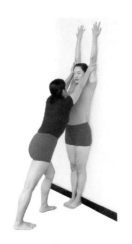

图 2.28

- 改善身体不良体态。
- 增强腿部肌肉力量和身体的平衡感。
- 强健手臂及肩颈肌肉力量，美化手臂线条。
- 灵活肩颈关节，缓解肩颈问题。
- 手臂上举可以振奋精神，增强自信，有助于改善抑郁症状。

六、特别提示

- 生理期、下腰背有问题的习练者，双脚适当分开练习。
- 高血压、心脏病患者手臂上举保持时间不宜过长。
- 手臂上举时，避免肋腔前推，造成塌腰。

第三节　山式手臂背后开肩体式

山式手臂背后开肩体式主要包括：背后十指交扣式（Paschima Baddhanguliyasana）（图2.29），牛面式（Gomukhasana）（图2.30），反祈祷式（Paschima Namaskarasana）（图2.31）。

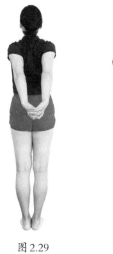 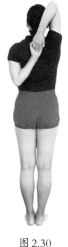 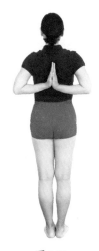

图2.29　　　　　图2.30　　　　　　图2.31

一、体式类别

站姿 + 脊柱自然顺位伸展

二、体式步骤和要点

（一）准备体式

山式

（二）进入体式

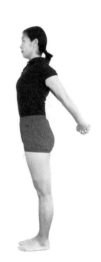

▨ 背后十指交扣式（Paschima Baddhanguliyasana）

1. 屈臂背后十指交扣，掌心向上，适当展开手心窝，让虎口抵靠骶骨。

（1）扣紧所有的手指。

（2）旋肩向后，沉肩向下，伸展脖颈，双耳远离双肩。

（3）肩胛骨前推，肘关节内收，让大臂平行，展开胸腔和肩的前侧。

2. 抬大臂到最高点后，向后伸展小臂至大小臂成一条直线（图2.32）。

（1）双臂的肌肉都拉向手肘。

（2）背后腋窝推向胸腔腋窝，胸腔腋窝展开并上提。

图2.32

（3）大臂的外侧收向大臂的内侧，内侧伸展向手心。

（4）意识上让内收靠近的肩胛骨彼此远离，来打开后肋的空间。

（5）手臂越向上抬，肩的后侧就越要放松着向下沉，不能耸肩。

（6）收尾骨，收腹部，收肋腔，避免塌腰。

3. 头中正，目视前方。

4. 面部、喉咙放松，呼吸放松。

5. 换手指交扣方向练习。

▨ 牛面（Gomukhasana）——以右臂在上，左臂在下为例

▶ 上方手臂

1. 吸气，伸展右臂成上举，掌心向内。拉长着肱二头肌内旋大臂，让掌心向后。

2. 提着大臂屈肘向下，右手掌心朝内，指尖朝下落在肩胛骨之间。大臂垂直地板。

（1）右大臂内旋，肌肉伸展向右肘。

（2）右肩胛骨下沉并向内收。

3. 双肩平行，头中正，目视前方。

4. 面部、喉咙放松，呼吸放松。

5. 放下手臂，换方向练习。

注意事项： 可以单独练习上方手臂。左手从头上抓握右肘，帮助右大臂内旋和向上伸展，并把肘拉向右耳的方向（图2.33）。

▶下方手臂

1. 左臂在山式的位置，内旋手臂至掌心向外。

2. 屈肘，左手背经臀后沿背部向上伸展，指尖靠近胸椎上端。

（1）大臂内旋，肌肉拉向手肘。

（2）展肩向后，沉肩向下。

（3）手背和后背拮抗，展肘向后。

3. 双肩平行，头中正，目视前方。

4. 面部、喉咙放松，呼吸放松。

5. 放下手臂，换方向练习。

注意事项： 可以单独练习下方手臂。让右手从背后抓握左肘，帮助左大臂向下伸展，并把肘拉向脊柱的方向，帮助左手沿后背向上（图2.34）。

▶上下两手相扣

1. 按照上边步骤做好两个手臂的动作，上下两手手指相扣，上下互拉，让一二指节卷入对侧手心（图2.30）。

注意事项： 如果手指扣不上，借助辅具（伸展带、毛巾等）来让两手连接（图2.35）。①利用两手拮抗的力，让两肘上下彼此远离。并向后伸展，远离后背和头部。②左肋向上提，右肋向内收，让两肩平行，两侧腰线等长。

2. 双肩平行，头中正，目视前方。

3. 面部、喉咙放松，呼吸放松。

4. 放下手臂，换方向练习。

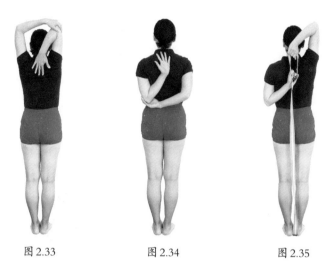

图 2.33   图 2.34   图 2.35

反祈祷式

1. 双手背后合掌，指尖向下。

2. 转动小臂和手腕，使指尖沿着后背从下向上，至手指尖朝上。

注意事项：如果手指不能转动向上，可以互抱手肘，或抓握手腕（图 2.36）。

3. 指尖继续沿着后背向上滑动，使双手和肩胛骨在同一高度上（图 2.31）。

（1）展肩向后，沉肩向下，扩展胸腔，伸展脖颈。

（2）手掌和后背拮抗，肘关节向后展，打开并上提胸腔。

（3）肩胛骨内收推向胸椎，展开上提胸腔的同时注意展宽后肋。

（4）背后腋窝推向胸腔腋窝，胸腔腋窝展开并上提。

（5）大臂的肌肉拉向手肘，手肘下沉，带动肩膀后侧更多下沉。

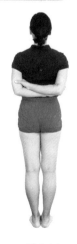

图 2.36

（6）双手手指和手掌完全贴合，伸展所有手指，保持双掌均匀互推，尤其是掌根处用力互推拮抗平衡，让两小臂产生连接。

4.头部中正，目视前方。

5.面部、喉咙放松，呼吸放松。

（三）出体式

解开双手，回到山式。

三、力的平衡结构图（图2.37—图2.40）

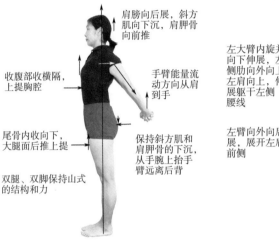

图2.37 背后十指交扣式

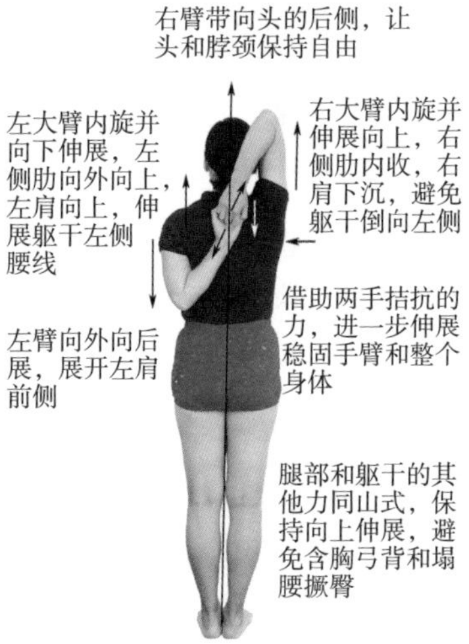

肩膀向后展，斜方肌向下沉，肩胛骨向前推

收腹部收横隔，上提胸腔

手臂能量流动方向从肩到手

尾骨内收向下，大腿面后推上提

保持斜方肌和肩胛骨的下沉，从手腕上抬手臂远离后背

双腿、双脚保持山式的结构和力

右臂带向头的后侧，让头和脖颈保持自由

左大臂内旋并向下伸展，左侧肋向外向上，左肩向上，伸展躯干左侧腰线

右大臂内旋并伸展向上，右侧肋内收，右肩下沉，避免躯干倒向左侧

左臂向外向后展，展开左肩前侧

借助两手拮抗的力，进一步伸展稳固手臂和整个身体

腿部和躯干的其他力同山式，保持向上伸展，避免含胸弓背和塌腰撅臀

图2.38 牛面式

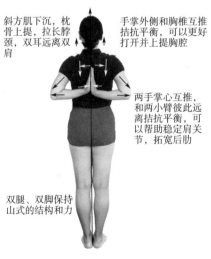

图2.39 反祈祷式（一）

斜方肌下沉，枕骨上提，拉长脖颈，双耳远离双肩

手掌外侧和胸椎互推拮抗平衡，可以更好打开并上提胸腔

两手掌心互推，和两小臂彼此远离拮抗平衡，可以帮助稳定肩关节，拓宽后肋

双腿、双脚保持山式的结构和力

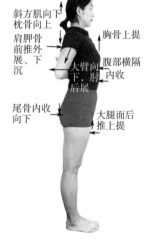

图2.40 反祈祷式（二）

斜方肌向下枕骨向上

肩胛骨前推外展、下沉

胸骨上提

大臂向下，肘后展

腹部横隔内收

尾骨内收向下

大腿面后推上提

四、常见问题和解决办法

（一）塌腰撅臀

原因分析：肩膀灵活性不够，用腰代偿抬手臂，造成骨盆前倾，挤压腰椎。

解决办法：同手臂上举开肩体式。

（二）牛面式时，高低肩，胸腔左右伸展不均衡

原因分析：对体式的感知不够。

解决办法：增加头脑觉知力，做好自我调整。上方手臂一侧的侧肋向内收，下方手臂一侧的侧肋向上提。让两肩等高，两侧腰线等长。

（三）手臂动作不到位

原因分析：肩膀灵活性不够。

解决办法：借助各类辅具开肩。可借助墙壁开肩：以右臂为例（图2.41）。

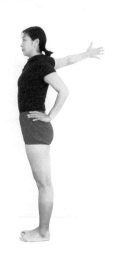

1. 身体右侧对墙站立。右臂伸直，掌心贴在身后同肩高的墙壁上，肘窝对向墙壁。右肩下沉，不要耸肩。然后内收右肩胛，把右胸腔向前推，左胸腔向后拉，让胸对向正前方。伸展右大臂前侧以打开右肩前侧。

2. 借助椅子、把杆等来开肩。肩胛向下向前推，手臂向后延展，让后背和手臂彼此远离（图2.42、图2.43、图2.44）。

图2.41

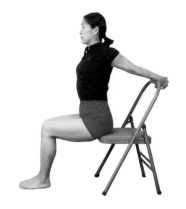

图2.42

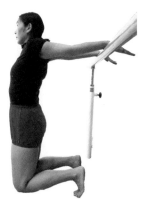

图2.43

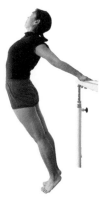

图2.44

3. 同伴辅助。如果习练者肩关节向后打开的幅度还可以，可以采用图 2.45 的方法。辅助者托手腕或肘关节上方，把习练者手臂向后拉向上抬，习练者自己主动把肩胛骨向下沉向前推来拮抗。

如果习练者肩关节向后打开幅度太小，可以采用图 2.46 的方法。辅助者双手从习练者大臂外侧伸进去放在肩的后侧，用手臂把习练者大臂向内夹，向后向上带的同时，把习练者肩后侧的肉向下捋，向前推。

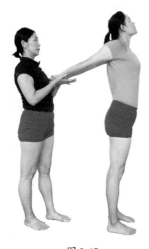 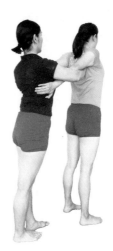

图 2.45   图 2.46

五、体式功效

- 塑造良好体态，改善含胸驼背等问题。
- 强健手臂及肩颈肌肉力量，美化手臂线条，缓解肩颈问题。
- 灵活肩关节，缓解肩颈问题。
- 打开胸腔前侧空间，提升能量，提振精神，改善抑郁，增强自信。

六、特别提示

- 生理期、下腰背有问题的习练者，双脚适当分开练习。
- 手臂做动作时，避免肋腔前推，造成塌腰。
- 肩颈严重疾患者要慎重练习。

第四节　加强前屈伸展式（Uttanasana）

一、体式类别

站立 + 前屈 + 倒置

二、体式步骤和要点

（一）准备体式

山式

（二）进入体式

1. 从山式站立开始，双手虎口卡住下腰背，大拇指相对，按压在骶骨上端，展肩向后，沉肩向下，让肘关节在背后靠近（图 2.47）。

（1）肩胛骨前推，大臂肌肉拉向手肘，伸展脖颈，上提胸腔。

（2）双手把骶骨向下推，释放腰椎。

2. 保持着躯干前侧（耻骨到锁骨）的拉长，从腹股沟折叠躯干向前来到 90 度（图 2.48）。

3. 落下手臂，五指碗状支撑在肩的正下方，保持脚跟踩地，重心稍前移，让坐骨在脚跟的正上方，双腿垂直地板，伸展脊柱，凹陷背部（图 2.49）。

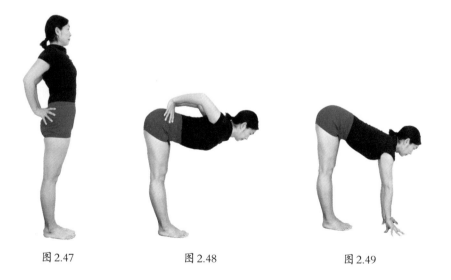

图 2.47　　　　　　图 2.48　　　　　　图 2.49

（1）双脚脚掌均匀压实地板。

（2）双腿夹中线，腹股沟柔软深陷切向坐骨方向。

（3）双腿的能量从脚底伸展向坐骨，把坐骨提向天花板。

（4）五指推地，提起肩膀。大臂稍外旋，展宽锁骨，释放肩颈空间。

（5）依靠双腿的力量内收后背和骶髂，展开腹部和胸腔，让腋窝和腹股骨彼此远离。

4. 略抬头，眼睛看向两手前方的地板。

5. 保持背部凹陷。屈肘，从腹股沟继续折叠躯干向前向下，让躯干前侧从盆腔、腹腔、胸腔依次贴靠向双腿前侧。完全低头朝下，前额靠向胫骨，百会穴朝向地板。

双手可以五指着地，撑在双脚外侧（图 2.50），可以抓脚踝（图 2.51），可以勾握大脚趾（图 2.52），可以抱手肘（图 2.53）。

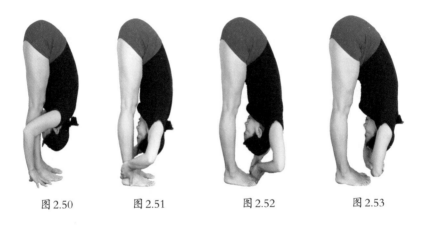

图 2.50　　　　图 2.51　　　　图 2.52　　　　图 2.53

（1）加强双脚双腿和腹部核心的力，让根基更加稳定。

（2）躯干保持被动放松。想象躯干像瀑布一样，能量从臀部流淌向头部。

（3）伸展脖颈，双肩远离双耳。

6. 面部、喉咙放松，呼吸放松。

注意事项：体式保持时，持续保持专注力，不断感知手臂和腿的正确发力，带给体式的稳定及躯干的伸展。

（三）出体式

第一种方式：①保持双腿的稳定有力，吸气，抬头回到 90 度增延脊柱前屈。②两手依次收回到下腰背，吸气，提着胸腔带回躯干回到山式。

第二种方式：低头，从下腰背卷背起，最后抬头回到山式。

三、力的平衡结构图（图 2.54、图 2.55）

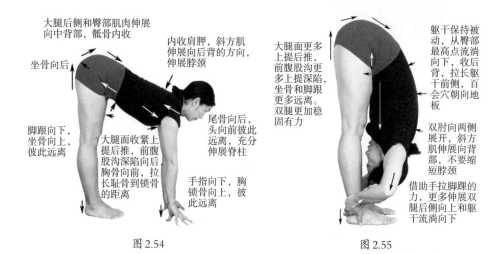

大腿后侧和臀部肌肉伸展向中背部，骶骨内收

内收肩胛，斜方肌伸展向后背的方向，伸展脖颈

坐骨向后

脚跟向下，坐骨向上，彼此远离

大腿面收紧上提后推，前腹股沟深陷向后，胸骨向前，拉长耻骨到锁骨的距离

尾骨向后，头向前彼此远离，充分伸展脊柱

手指向下，胸锁骨向上，彼此远离

图 2.54

大腿面更多上提后推，前腹股沟更多上提深陷，坐骨和脚跟更多远离。双腿更加稳固有力

躯干保持被动，从臀部最高点流淌向下，收后背，拉长躯干前侧，百会穴朝向地板

双肘向两侧展开，斜方肌伸展向背部，不要缩短脖颈

借助手拉脚踝的力，更多伸展双腿后侧向上和躯干流淌向下

图 2.55

四、常见问题和解决办法

（一）腿伸不直，含胸弓背、耸肩

原因分析：腿和臀后侧的伸展性不够。

解决办法：

1. 借助墙壁或砖等辅具降低体式难度，加强臀腿后侧柔韧性练习。

（1）手推墙延展脊柱前屈（图 2.56）。两脚分开与胯同宽，指尖和坐骨等高呈碗状撑在墙上。双腿垂直地板，双臂和躯干呈一条线平行于地板。①双手推墙，指尖和坐骨彼此远离。②脚底推压地板，脚跟和坐骨彼此远离。③大臂稍外旋，拓宽肩颈后侧，释放肩颈的僵紧。

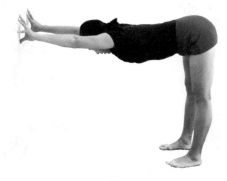

图 2.56

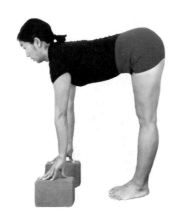

图 2.57

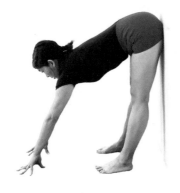

图 2.58

（2）手下垫砖（根据自身情况调整砖的高度）（图 2.57）。手在肩的正下方，五指碗状支撑。双臂双腿垂直地板。①指尖和肩头彼此远离。②尾骨和前额彼此远离。③坐骨和脚跟彼此远离。

（3）臀部贴墙（图 2.58）。脚离墙 20cm 左右，坐骨抵在墙上。保持背部凹陷，双手撑在地上或椅子等支撑物上。①双脚踩地，大腿面推向墙，让坐骨沿墙向上提远离脚跟。②坐骨推向墙，伸展躯干前侧，让耻骨和锁骨彼此远离。③指尖向远和肩膀彼此远离，腋窝和腹股沟彼此远离。

2. 同伴互助，加深体式的幅度（图 2.59、图 2.60）。

腿后侧伸展性较好的习练者采用图 2.59 的方法。习练者脚跟和臀部贴靠墙，手抓脚踝。辅助者一手扶骶髂帮助其稳定身体，一手推压中背部向下向后。

腿后侧伸展性较差的习练者可以采用图 2.60 的方法。习练者脚跟离开墙，手抓脚踝或推墙。辅助者帮助推压中背部向下向后。

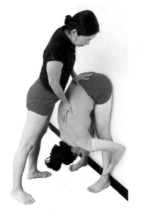

图 2.59

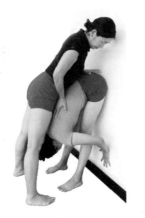

图 2.60

（二）延展脊柱前屈时塌腰撅臀

原因分析：身体柔韧性好，而肌肉控制能力不好。

解决办法：腹部内收向脊柱；前腰线找向后腰线，后腰线找向背后的衣衫。

五、体式功效

- 强健下肢和背部的肌肉，增加下肢和臀部后侧肌肉和韧带的伸展性。
- 释放下背部僵紧，缓解下背部疼痛等问题。
- 伸展和强健脊柱周围肌肉和韧带，有利于脊柱的灵活和健康。
- 按摩腹部器官，改善消化功能。
- 舒缓神经，放松大脑。
- 培养宽容和谦卑的大爱精神。

六、特别提示

- 生理期的习练者两脚分开，在额头下垫支撑物。
- 有低血压、低血糖或椎间盘突出等下腰背问题的习练者，停留在延展脊柱前屈阶段。增延前屈对下腰背问题和椎间盘突出患者有疗愈效果。
- 有膝关节超伸的习练者在做前屈体式时，大腿向后，小腿向前，要把更多关注力放在膝盖后侧，更多锁住膝窝，启动股四头肌做前屈。

第五节　幻椅式（Utkatasana）

一、体式类别

站立＋脊柱自然顺位伸展

二、体式步骤和要点

（一）准备体式

山式—手臂上举祈祷式

（二）进入体式

1. 从山式进入手臂上举祈祷式（图2.61）。

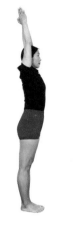

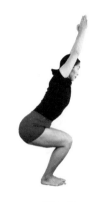

图 2.61　　　　图 2.62

2. 提着手臂，屈双膝下蹲至大腿和地面平行（图 2.62）。

（1）脚底皮肤下沉，足弓上提，找到脚底的张力。

（2）小腿肌肉和胫骨头保持上提。

（3）胫骨头后推，身体重心在脚掌后侧，膝盖不要超过脚尖。

（4）大腿肌肉收向骨骼，夹向中线。大腿能量从膝盖流动向坐骨。

（5）卷尾骨，收前肋，避免塌腰撅臀。

（6）腰腹核心稳定，收后背，收肩胛，上提胸腔，伸展脊柱。

（7）肱骨头内收，稳定肩关节。手臂努力向上伸展，指尖和尾骨尖彼此远离。

3. 头部中正，目视前方。

4. 面部、喉咙放松，呼吸放松。

（三）出体式

1. 双臂向上拉动，带动双腿伸直，回到上举祈祷式。

2. 回到山式。

三、体式平衡结构图（图 2.63）

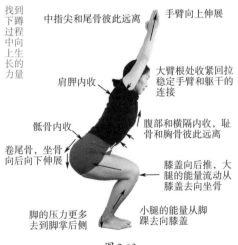

图 2.63

四、常见问题和解决办法

（一）膝盖超过脚尖，躯干前倾，含胸弓背

原因分析：身体肌肉力量不足，伸展不够。

解决办法：如果肌肉力量薄弱，为了保证体式整体对位和关节健康，可以用以下几种办法解决。

1. 先伸展上体保持前倾，体会双腿的力（图2.64）；也可以适当降低下蹲幅度。

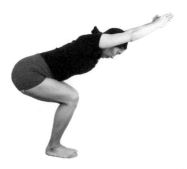

图2.64

2. 用椅子辅助练习（图2.65）。双脚、双膝并拢坐在椅子前端，大小腿夹角90度，膝盖不超过脚尖（可在大腿间夹砖激活腿部肌肉）。两臂上举成上祈祷式或分开与肩宽。保持好双腿和躯干的力，手臂向上拎，重心稍前倾，把臀部的重量一点点转移向双脚，到自己能承受的程度。面部、喉咙放松，自然呼吸。停留20秒左右。

3. 背靠墙辅助练习（图2.66）。双脚、双膝并拢或分开与骨盆同宽站立。脚跟距墙大约大腿长的距离，后背靠墙屈膝下蹲，让大腿平行地面，小腿垂直地面。后背和骶髂部位贴墙，手臂上举，指尖和尾骨彼此远离。停留20~30秒。手推墙，蹬直双腿，出体式。可以在大腿间夹砖来启动双腿。

4. 借助伸展带练习（图2.67）。在大腿上拴伸展带，激活大腿和臀部的力量来加强根基，保护膝关节，伸展脊柱。

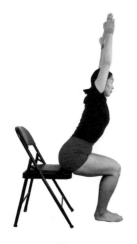

图2.65

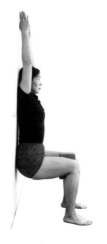

图2.66

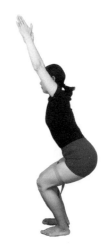

图2.67

（二）塌腰撅臀

原因分析：用腰椎代偿来使手臂和躯干上提更多。

解决办法：

1. 自我调整。卷尾骨，前腰线收向后腰线，腹部收向脊柱。

2. 背靠墙练习（步骤和要领同上）。

五、体式功效

- 强健手臂及肩颈肌肉力量，美化手臂线条，缓解肩颈问题。
- 强健双腿、后背和腰腹核心肌力。
- 学会正确弯曲髋关节和膝关节。
- 塑造良好体态，改善含胸驼背等不良姿势。
- 手臂上举可以振奋精神，增强自信，有助于改善抑郁症状。

六、特别提示

- 学习正确弯曲髋关节和膝关节，不塌腰，膝不超脚尖。
- 每次练习保持时间在 20 秒左右为宜。
- 身体虚弱、有疾患和生理期的习练者，根据自身能力借助辅具降低难度来练习。

第六节　风吹树式（Tiryaka Tadasana）

一、体式类别

站立 + 侧伸展

二、体式步骤和要点

（一）准备体式

山式—手臂上举祈祷式

（二）进入体式（以左侧屈为例）

1. 保持双腿和骨盆的稳定中正。呼气，用手臂上提的力，带动躯干在额状面中向左侧伸展（想象自己是夹在前后两块玻璃之间做侧屈）。

如果肩颈僵紧，可以单臂做（图2.68、图2.69），循序渐进过渡到双臂。

2. 伸展颈椎，让头和脊柱在一条线上。从颈根处轻柔转动颈椎，眼睛从右大臂的前侧看向天花板（图2.70）。

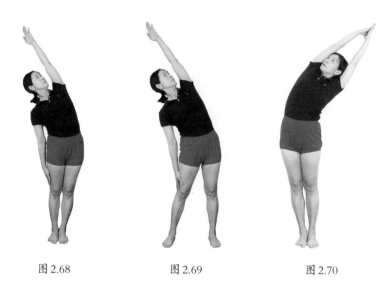

图2.68　　　　　　　　图2.69　　　　　　　　图2.70

（1）两脚掌均匀压地，找到脚掌内侧中心下压和两手交扣上提上下贯通的力，充分延展身体的中线。

（2）双腿肌肉收紧上提，夹向中线，保证双腿根基的稳固。

（3）尾骨内收，大腿面上端向后推，保持骨盆中正。

（4）沉肩，斜方肌拉向背部的方向，释放肩颈。

（5）左侧的肩胛骨向前推向左胸腔的方向，右肩和右侧腰旋向后背的方向，充分伸展腹部，提起胸腔。

（6）左侧屈时，左侧腰要主动伸展，避免掉向地板。

（7）手臂上提和肩下沉的力拮抗平衡，让肱骨头牢固插入肩槽，稳固肩关节。

3. 面部、喉咙放松，呼吸放松。

（三）出体式

1. 吸气，提着手臂回到上举祈祷式。

2. 呼气，放下手臂回到山式。

（四）换反侧练习

略

三、体式平衡结构图（图2.71）

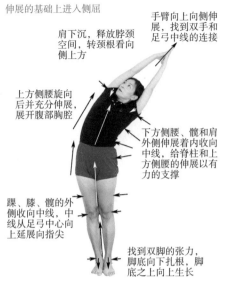

伸展的基础上进入侧屈

手臂向上向侧伸展，找到双手和足弓中线的连接

肩下沉，释放脖颈空间，转颈根看向侧上方

上方侧腰旋向后并充分伸展，展开腹部胸腔

下方侧腰、髋和肩外侧伸展着内收向中线，给脊柱和上方侧腰的伸展以有力的支撑

踝、膝、髋的外侧收向中线，中线从足弓中心向上延展向指尖

找到双脚的张力，脚底向下扎根，脚底之上向上生长

图2.71

四、常见问题和解决办法

（一）根基不稳

原因分析：找不到肌肉的正确发力方法。根基不稳，脊柱无法伸展。

解决办法：两腿中间夹砖，增加双脚、双腿的觉知来稳定根基。

（二）含胸弓背，身体没有保持在额状面中

原因分析：本体感觉尚未建立，对身体缺乏觉知力。

解决办法：

1. 降低动作幅度，培养头脑的观察力和觉知力。

不要盲目追求侧弯的幅度。意识要全观到身体，比如双脚和双腿的力，头、胸腔、肩胛骨的位置，左右两条腰线的伸展等，带着觉知进入侧弯。

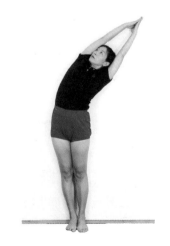

图2.72

2. 背靠墙练习（图 2.72）。背靠墙进入上祈祷式，让身体后侧贴靠着墙进入侧屈，让墙来教育身体。

3. 双人辅助（图 2.73）。习练者背靠墙站好，进入十指交扣上举。

辅助者前后弓步站在习练者面前，双手虎口张开，四指朝外，按压在习练者髂骨区域，把髂骨向内收，向上提，最后用掌根压向墙面，帮助固定好骨盆。

习练者吸气向上延展身体，呼气，后背和手臂贴着墙进入侧屈。停留 30 秒左右时间，提着手臂，吸气回正后，辅助者再撤掉手臂的力量。

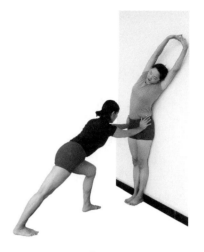

图 2.73

（三）下方腰线不够伸展，躯干向下掉

原因分析：身体在侧屈时伸展不够。

解决办法：先伸展，后侧屈。

侧屈前，靠手臂的拉动充分伸展脊柱和侧腰线，进入侧屈时，手臂的拉动不能减少，尤其是下方手臂要更多伸展。

五、体式功效

- 交替拉长和收缩躯干和脊柱两侧，创造身体左右的平衡。
- 提高椎间盘的活动能力，激发脊柱活力，有利于脊柱和脊神经的健康。
- 拉伸肋间肌，有助于打开胸腔，改善呼吸功能。

六、特别提示

- 心脏病患者不适合长时间上举手臂。
- 有椎间盘突出或下腰背问题的患者，特别是在急性发作期需谨慎练习。好转后要加强腰腹核心肌群的力量练习，以便更好保护腰椎。
- 在根基稳定、脊柱伸展的基础上进入侧弯。

第七节　展臂式（Anvittanasana）

一、体式类别

站立 + 后弯

二、体式步骤和要点

（一）准备体式

山式

（二）进入体式

 准备式

1. 山式站立，双手背后托骨盆。四指朝外，大拇指相对按压在骶骨上（图 2.74）。

（1）展肩向后，沉肩向下，肘关节背后相互靠近。

（2）大臂肌肉拉向手肘，内收肩胛，上提胸腔。

2. 保持双腿、双脚稳定，双手推骶骨向下向前，展开前侧腹股沟，伸展腹部胸腔向上进入后弯。下巴微收，眼睛看向天花板（图 2.75）。

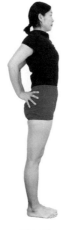 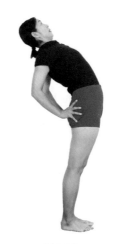

| 图 2.74 | 图 2.75 |

（1）尾骨向前向下。

（2）腰椎提向胸椎，胸椎向前推向胸骨，胸骨提向天花板。

（3）大臂肌肉持续拉向手肘，肩胛充分内收，最大限度上提胸腔，伸展躯干前侧。

（4）枕骨向上向后伸展，伸展脖颈后侧。

3. 面部、喉咙放松，呼吸放松。

4. 出体式。

（1）保持双腿稳固，提着胸腔带回身体。

（2）回到山式。

▨ 展臂式

1. 吸气，进入手臂上举祈祷式（图2.61）。

2. 呼气，用手臂上提的力，拉动躯干在矢状面中向上向后伸展进入后弯。
伸展颈椎，抬头看向天花板，让头和脊柱
的伸展在一条线上（图2.76）。

（1）双腿和腰腹核心更多发力，来获
得手臂和脊柱更多的伸展。

（2）手臂充分向上向后伸展，拉动脊
柱和侧腰向上向后伸展。

（3）手臂向上和肩下沉的力拮抗平
衡，可获得脊柱和脖颈更多的伸展和呼吸
的放松。

3. 面部、喉咙放松，呼吸放松。

4. 出体式。

（1）吸气，提着手臂回到上祈祷。

（2）呼气，放下手臂回到山式。

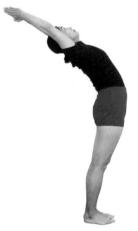

图2.76

注意事项：①相较于准备式，手臂上举加长了后弯的半径，又少了手在
背后的支撑，对双腿和腰腹核心的稳定性提出了更高的要求。②如果肩颈
僵紧，手臂举不起来，或手扣不住，回到准备式。

三、体式平衡结构图（图 2.77）

在伸展的基础上进入后弯

手臂向上向后伸展，找到手和足弓中心沿中线贯通伸展的力

后背收入身体，腰椎提向胸椎，胸椎推向胸骨，胸骨提向天花板，创造胸腹区域的上提和伸展

头始终在两臂之间，保持脖颈后侧伸展

尾骨向前推向耻骨，并向下去向脚跟，伸展腰椎，创造前腹股沟上下区域的伸展

双腿伸直，收紧，保持根基稳固

双脚足底向下扎根，足底之上稳固向上生长

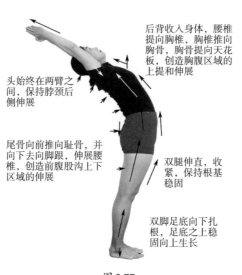

图 2.77

四、常见问题和解决办法

（一）根基不稳，双腿无力，膝盖弯曲，腿部肌肉没有很好启动

原因分析： 觉知力不够。

解决办法： 在大腿间夹砖。后弯时，双腿伸直的同时用力夹砖。

（二）骨盆前倾，塌腰撅臀，或过多推髋向前，增加腰椎的负担

原因分析： 觉知力不够，没有建立正确的身体结构。

解决办法：

1. 借助墙壁进行练习。

（1）骨盆前侧贴墙（图 2.78、图 2.79）。面对墙站立，脚趾离墙 10cm 左右，把髋的前侧展开贴在墙上。双腿稳固，尾骨找向墙，展开前侧腹股沟，让耻骨小腹沿着墙壁向上伸展，收肩胛提胸腔，进入后弯。

（2）背对墙（图 2.80、图 2.81）。脚跟距墙的距离视自身后弯的能力决定。收尾骨，提胸腔进入后弯。把关注力放在尾骨远离墙来伸展腰椎。用头或肘推墙的力加深体式，也可以减轻颈椎的压力。

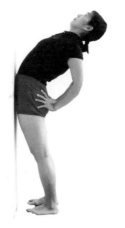

图 2.78

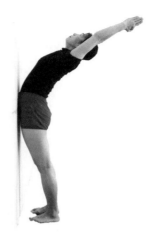

图 2.79

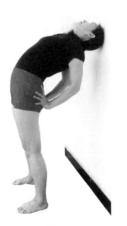

图 2.80

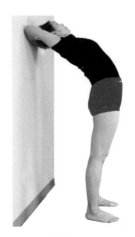

图 2.81

　　这个练习方法更适合颈椎有压力和对后弯有恐惧者使用。

　　2. 同伴互助（要求辅助者有一定习练经验和辅助经验）。习练者如图 2.82 面对墙进入后弯。辅助者在其身后，用一只脚踩住习练者骶尾骨，先向下拉再蹬向墙。双手抓握习练者大臂向内旋并向下轻轻拉动。习练者双腿和核心保持稳定，主动提胸腔跟随辅助者的力进入后弯。

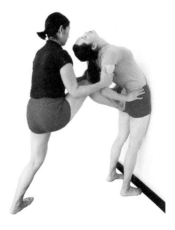

图 2.82

（三）憋气

原因分析：想用憋气创造的肌张力来控制体式。

解决办法：不要过分追求动作幅度，可以降阶或借助辅具来消除肌肉的僵紧，同时增加头脑对呼吸的觉知力。

五、体式功效

- 打开胸腔，改善呼吸。
- 强化脊柱和后背肌肉，改善弯腰驼背等不良姿势。
- 刺激脊神经，增强中枢神经系统的功能。
- 提升能量，释放精神的紧张和身心的压力。

六、特别提示

- 生理期和身体虚弱者做准备式，或借助墙壁辅助来练习。
- 避免过度使用腰椎进入后弯。

第二章　四肢伸展式及其发展体式

第一节　四肢伸展式（Utthita Hasta Padasana）

一、体式类别

站立 + 脊柱自然顺位伸展

二、体式步骤和要点

（一）准备体式

山式

（二）进入体式

1. 双手胸前平屈，掌心向下，稍屈膝（图 2.83）。

2. 吸气，双手向两侧打开成侧平举的同时，双脚左右跳开至少一条腿的长度（图 2.84）。

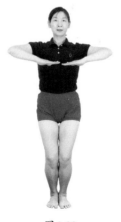

图 2.83

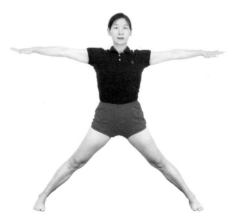

图 2.84

注意事项： 生理期或下肢有问题者不跳，两脚依次走开。

（1）双脚保持平行，脚掌均匀压实地板，更多关注脚掌外侧的下压。

（2）双腿骨骼插向地板，肌肉和髌骨收紧上提。股骨头内收，双腿夹中线。

（3）尾骨内收和大腿面上端后推相拮抗，保持骨盆中立位。

（4）肚脐、横隔内收向脊柱，避免塌腰。

（5）伸展脊柱向上，肋腔向上远离骨盆，肩下沉，两耳远离双肩。

（6）左胸腔伸展向左臂，右胸腔伸展向右臂。能量流动从胸腔中心去向双手指尖。

3.头中正，目视前方，意识放在后脑。

4.面部、喉咙放松，呼吸放松。

（三）出体式

呼气，屈膝跳回山式。

三、体式平衡结构图（图 2.85、图 2.86）

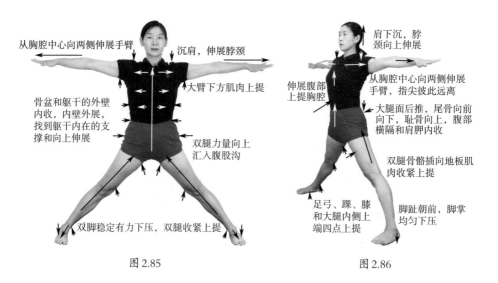

图 2.85　　　　　　　　　　图 2.86

四、常见问题和解决办法

（一）跳起落地沉重，对关节和大脑造成冲击

原因分析：没有掌握落地缓冲技术。

解决办法：练习双脚并拢的轻跳轻落。

山式站立。稍屈膝，双脚蹬地，依次伸展髋、膝、踝关节向上跳起。下落时前脚掌先着地，有控制地依次屈膝屈髋，将落地的冲击力经踝、膝和髋的缓冲给最大限度地消解掉。

（二）塌腰撅臀

原因分析：觉知力不够，或髋关节外展的灵活性不足。

解决办法：

靠墙练习，用墙壁教育身体（图2.87）。

背靠墙进入四肢伸展式。脚跟、小腿肚、大腿后侧、下腰背和肩胛外侧、后脑勺、手臂后侧、小拇指外侧都贴靠墙壁。只有尾骨和肩胛中心前推远离墙壁。

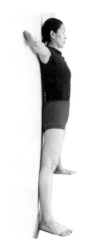

图2.87

（三）两手臂不在一条直线上（偏前或偏后、偏上或偏下）

原因分析：头脑对身体的感知不够。

解决办法：从胸腔中心向两侧伸展手臂，觉知力要到指尖，肩的前侧和后侧均等拓宽。可以对着镜子调整，或同伴帮忙调整，以训练神经系统和肌肉的本体感觉。

五、体式功效

- 强健下肢的肌肉和骨骼。
- 伸展灵活髋关节，拓宽盆腔，有利于盆腔器官的健康。
- 强健上肢的肌肉和骨骼，美化手臂线条。
- 平衡身体结构，强化左右以及内外侧肌肉张力。

六、特别提示

- 保持膝关节中立位，避免过度伸展腿后侧造成膝关节超伸。如果已经有膝关节超伸，把更多觉知力放在膝关节后侧，收紧锁住膝关节后侧的四个角。
- 腿分开后更容易造成骨盆前倾，给腰椎带来挤压，要关注骨盆的正位。

第二节　半三角扭转式
（Parivrtta Ardha Trikonasana）

一、体式类别

站立 + 前屈 + 扭转

二、体式步骤和要点

（一）准备体式

山式—四肢伸展式

（二）进入体式

1. 双手托骨盆，从腹股沟处折叠躯干向前，让上体来到 90 度（图 2.88）。

（1）转肩向后，沉肩向下，肘关节在背后靠近。

（2）收肩胛，提起胸腔。

2. 双手落在肩的正下方，指尖朝前，五指碗状撑地。进入延展脊柱前屈伸展式（图 2.89）。重心适当前移，让尾骨的投影落在两脚跟的连线上。脖颈拉长，略抬头看向前方地板。

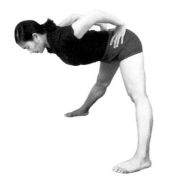　　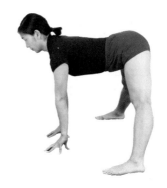

图 2.88　　　　　　　　　　　　　　图 2.89

（1）双脚、双腿保持四肢伸展的力。

（2）大腿面向后推，腹股沟柔软深陷，伸展腿和臀后侧，把坐骨提向天花板。

（3）腹部收向脊柱，前腰线收向后腰线，避免塌腰。

（4）指尖推地，伸展手臂和肩膀向上，展宽锁骨，伸展腹部，胸腔向前。

（5）耻骨和胸骨，坐骨和脚跟，腹股沟和腋窝，指尖和肩膀都彼此远离。

3. 右手指尖朝前撑在锁骨窝正下方，左手叉腰。保持髋轴不动，肩轴绕转动轴（脊柱）顺时针转动，让右肩来到右手正上方，左肩对向天花板（图2.90）。

（1）转动轴（整条脊柱）充分伸展并和两脚连线垂直。

（2）左腿内在的力从股骨头去向脚跟，右腿内在的力从脚跟去向股骨头，使两坐骨上下等高，前后对齐。

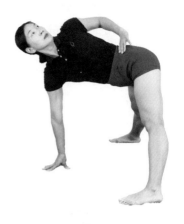

图 2.90

（3）转腹部，转胸腔，转肩，转头。

4. 伸展左臂向上，掌心向左。保持脖颈伸展，轻柔转动颈椎，眼看左手指尖（图2.91、图2.92）。

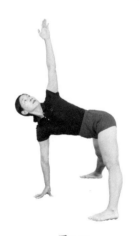

图 2.91

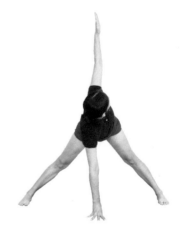

图 2.92

（1）双手指尖彼此远离。

（2）右肩胛推向右胸腔，左胸腔伸展向左臂。

5. 面部、喉咙放松，呼吸放松。

6. 呼气，落手回到增延脊柱前屈。换反侧练习。

（三）出体式

1. 呼气，落手回到增延脊柱前屈。

2. 双手托骨盆，提着胸腔回到直立。

3. 跳回或走回到山式。

三、体式平衡结构图（图2.93、图2.94）

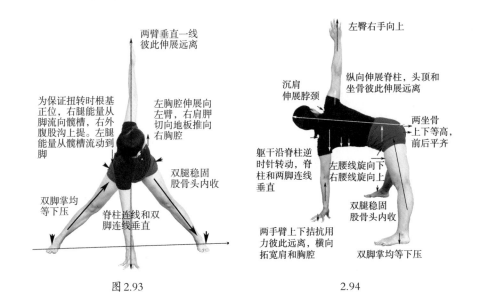

图2.93 两臂垂直一线 彼此伸展远离

为保证扭转时根基正位，右腿能量从脚流向髋槽，右外腹股沟上提。左腿能量从髋槽流动到脚

左胸腔伸展向左臂，右肩胛切向地板推向右胸腔

双腿稳固股骨头内收

双脚掌均等下压

脊柱连线和双脚连线垂直

图2.93

左臂右手向上

沉肩伸展脖颈

纵向伸展脊柱，头顶和坐骨彼此伸展远离

两坐骨上下等高，前后平齐

躯干沿脊柱逆时针转动，脊柱和两脚连线垂直

左腰线旋向下右腰线旋向上

双腿稳固股骨头内收

两手臂上下拮抗用力彼此远离，横向拓宽肩和胸腔

双脚掌均等下压

2.94

四、常见问题和解决办法

（一）身体重心偏前或偏后，尾骨投影不在双脚连线上

原因分析：头脑觉知力不够。

解决办法：靠墙练习（图2.95），让脚跟、腿后侧和坐骨推向墙壁，稳定双腿。同时保持腰腹核心稳定，提起肩膀，找到手臂正确的支撑力。

（二）双腿伸不直，脊柱不伸展

原因分析：腿后侧肌肉和韧带伸展性不够。

解决办法：在支撑手下垫高（图2.96），减少前屈的幅度。

（三）两坐骨错位，脊柱和两脚连线不垂直，两臂连线不在一条垂直线上

原因分析：本体感觉不够，即头脑感知身体空间位置的能力不足。

解决办法：对着镜子练习，或找同伴帮助调整身体对位。增强头脑感知身体空间位置的能力，培养本体感觉。

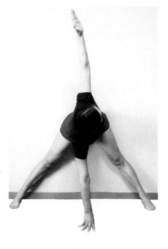

图 2.95

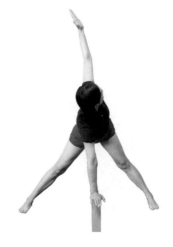

图 2.96

五、体式功效 ——

- 激活脊柱和脊神经，保护脊柱健康。
- 加强腰椎周围肌肉和韧带，缓解下腰背问题。
- 强化双腿力量，伸展腿后侧的肌肉和韧带。
- 轻柔按摩腹腔脏器，有助于腹腔脏器的健康。

六、特别提示 ——

颈椎有问题的习练者，不用长时间转头看上方手臂。

第三节　双角式（Prasarita Padottanasana）

一、体式类别

　　站立＋前屈

二、体式步骤和要点

　　（一）准备体式

　　山式—四肢伸展式—延展脊柱前屈伸展式

（二）进入体式

1. 在延展脊柱前屈的基础上（见图2.89），保持下腰背凹陷，呼气，屈肘，从腹股沟更多折叠躯干向下。双手五指张开，指尖朝前，同肩宽撑在双脚连线上。小臂垂直地面，大臂相互平行。

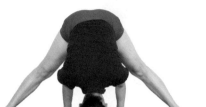

图2.97

2. 保持脚跟压力，重力去到前脚掌，让坐骨的投影点落在两脚连线上，坐骨提向天花板。

3. 头顶中心落到垫子上，保持胸腔打开，在不缩短躯干前侧的基础上，稍微上提耻骨，让下腰背略呈弧形（图2.97）。

注意事项：

1. 如果头落不到地板上，加大双脚间距，或头下垫支撑物（图2.98）。

2. 如果头很容易落到地板上，躯干和脖颈得不到伸展，在双脚下垫高（图2.99）。

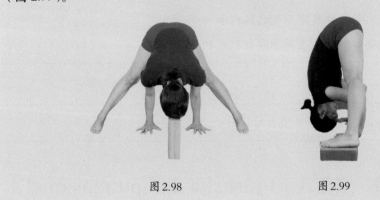

图2.98　　　　　　　　图2.99

（1）双脚均匀推压地板，脚外缘更多下压，以防双脚向两侧滑开造成根基不稳。

（2）股骨头内收，髋骨上提，双腿肌肉收紧上提，尤其是腿内侧股肉上提。

（3）大腿前侧向后推，不断上提坐骨。

（4）斜方肌去向背部，肩膀远离双耳。

（5）保持双腿和骨盆的稳定，让脊柱和头脑被动。

4. 面部、喉咙放松，呼吸放松。

双角式可作为头倒立的准备式，在双角式中初步体会头倒立的感觉。

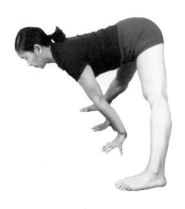

（三）出体式

1. 抬头，推直双臂，凹陷背部，拉长身体前侧（图2.100）。

2. 双手依次收回腰间（图2.88），夹肘提胸腔，收着后背拉动躯干回到垂直。

3. 跳回或走回到山式。

图 2.100

三、体式平衡结构图（图 2.101）

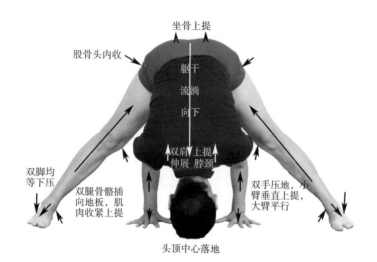

坐骨上提

股骨头内收

躯干 流淌 向下

双肩上提 伸展 脖颈

双脚均等下压

双腿骨骼插向地板，肌肉收紧上提

双手压地，小臂垂直上提，大臂平行

头顶中心落地

图 2.101

四、常见问题和解决办法

（一）含胸弓背

原因分析：在前屈类体式中，含胸弓背是非常普遍的问题，主要是腿后侧肌群僵紧，导致前屈没有从腹股沟进入，而是从腰椎和胸椎进入。

解决办法：借助辅具，降低动作幅度（图2.102、图2.103）

借助辅具（瑜伽砖、椅子）练习双角式，做到适合自己的幅度即可。在身体条件没达到时，不要一味地追求体式的深入。

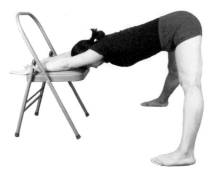

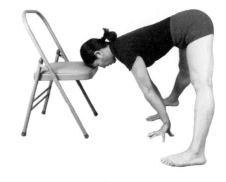

图 2.102   图 2.103

（二）腿不垂直于地板，前倾或后倾

原因分析：本体感觉不够，或臀腿后侧韧带紧张。

解决办法：借助墙面练习（见图 2.95）。

脚跟塞进墙缝，把腿后侧和臀部贴在墙上进入体式，让墙壁帮助教育身体，建立肌肉的本体感觉。

五、体式功效

- 伸展腿和臀后侧的肌肉和韧带，灵活髋关节。
- 按摩腹部器官，有助于消化系统的健康。
- 冷静头脑，舒缓神经，调节紧张、焦虑和抑郁等不良情绪。
- 初步体会头倒立的感觉，为头倒立做好心理准备。

六、特别提示

- 双角式是头倒立Ⅱ式的准备式。
- 避免过度推膝关节向后造成超伸。
- 生理期的习练者停留在增延脊柱前屈阶段。

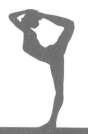

第三章　四肢侧伸展式及其发展体式

第一节　四肢侧伸展式（Parsva Hasta Padasana）

一、体式类别

站立 + 脊柱自然顺位伸展

二、体式步骤和要点

（一）准备体式

山式—四肢伸展式

（二）进入体式（以右侧为例，图 2.104、图 2.105）

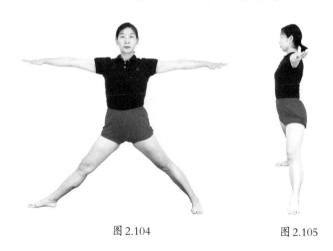

图 2.104　　　　　　　　　　　图 2.105

1. 进入四肢伸展式。转右脚向外 90 度，左脚内扣 15 度，右脚跟对准左脚足弓。

（1）双腿骨骼插向地板，肌肉收紧上提。关注右脚大脚球和左脚跟外侧的下压。

（2）右外腹股沟上提，左外腹股沟向内切，让骨盆两侧等高。

（3）尾骨内收，大腿面上端后推，微收腹部，让骨盆中正。

（4）两大腿都外旋，展开下腹部。

（5）右大腿面中点、膝关节中点、脚踝中点和第二三脚趾中点，四点成一条直线。

> **注意事项**：①该体式是转髋，不是转骨盆，要会区分两者的不同。②如果四点一线和骨盆正位不能同时兼顾，不要掰膝关节代偿，可以转一点骨盆，优先保证四点一线。

2. 骨盆、躯干和手臂保持在四肢伸展式的结构中不变。

3. 面部、喉咙放松，呼吸放松。

4. 呼气，转脚回到四肢伸展式。换反侧练习。

（三）出体式

1. 呼气，转脚回到四肢伸展式。

2. 跳回或走回到山式。

三、体式平衡结构图（图 2.106）

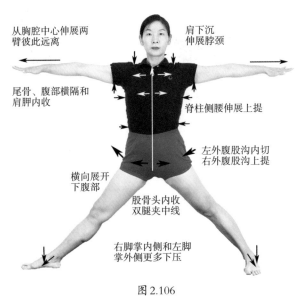

从胸腔中心伸展两臂彼此远离　　肩下沉　伸展脖颈

尾骨、腹部横隔和肩胛内收

脊柱侧腰伸展上提

左外腹股沟内切　右外腹股沟上提

横向展开下腹部

股骨头内收　双腿夹中线

右脚掌内侧和左脚掌外侧更多下压

图 2.106

四、常见问题和解决办法

（一）髋随着脚的转动而向相同方向转动

原因分析：髋僵紧或根基稳定性不够。

解决办法：背贴墙进行练习。转脚的同时，让臀、肩和手臂都贴向墙壁。

（二）高低胯，转脚 90 度的那侧髋容易偏低

原因分析：头脑觉知力不够，或髋关节僵紧。

解决办法：在外转 90 度脚掌下垫砖，借脚蹬砖的力量展开外侧腹股沟，提升胯根。后腿的外腹股沟内切降低胯根（图 2.107）。

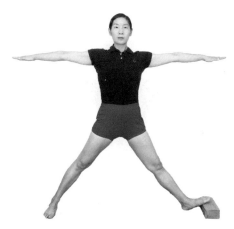

图 2.107

五、体式功效

- 强化左右、内外侧肌肉张力，平衡和改善身体基本姿态。
- 强健上肢肌肉，美化手臂线条。
- 灵活髋关节。
- 展开下腹股，有利于盆腔器官的健康。

六、特别提示

膝关节主屈伸，旋转的角度微小，髋关节紧的人，在骨盆固定需要旋髋时，避免硬掰，用膝关节代偿。平时多练习四肢伸展式、束角式、蜥蜴式和简盘身印等开髋动作，从根源上解决问题。

第二节　战士Ⅱ式（Virabhadrasana Ⅱ）

一、体式类别

站立 + 脊柱自然顺位伸展

二、体式步骤和要点

（一）准备体式

山式—四肢伸展式—四肢侧伸展式

（二）进入体式（以右侧为例，图 2.108）

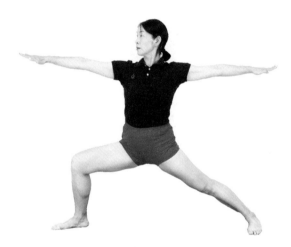

图 2.108

1. 呼气，从左髋外侧屈右膝向右至小腿垂直地板，大腿平行地板。

（1）左脚掌外侧下压，左腿内侧上提。

（2）右脚足弓上提，右膝内侧上提。

（3）右坐骨前推，从内腹股沟向膝盖伸展右大腿内侧。

（4）尾骨对向地板，耻骨上提；左外腹股沟内切深陷，右髂骨头上提，远离大腿面，保持骨盆中正。

（5）旋肩向后，沉肩向下，拉长脖颈，让双耳远离双肩。

（6）左臂向后拉动，避免躯干倒向右侧。

2. 轻柔转动颈椎，视线顺着右手指尖的方向看出去。

3. 面部、喉咙放松，呼吸放松。

（三）出体式

1. 保持左腿的力，左手拉动身体，蹬直右腿，回到四肢侧伸展式。

2. 转脚回到四肢伸展式。

3. 跳回或走回到山式

（四）换反侧练习

略

三、体式平衡结构图（图 2.109）

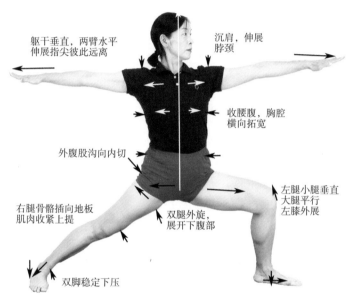

躯干垂直，两臂水平
伸展指尖彼此远离

沉肩，伸展
脖颈

收腰腹，胸腔
横向拓宽

外腹股沟向内切

左腿小腿垂直
大腿平行
左膝外展

右腿骨骼插向地板
肌肉收紧上提

双腿外旋，
展开下腹部

双脚稳定下压

图 2.109

注意事项：学习用后侧腿和手臂向后拉动的力屈前腿进体式。

四、常见问题和解决办法

（一）骨盆不正位，躯干倒向前腿方向

原因分析：髋关节僵紧，身体向后伸展的主动性不够。

解决办法：适当降低难度，加强后方手和腿向后的拉动力。

1. 借助辅具来降低难度或感知拮抗。

（1）前脚下垫高（图 2.110）。脚下垫高帮助上提前侧髂骨；前侧手推墙和后手向后拉动，让躯干远离墙，保持垂直。

（2）屈膝腿膝盖下方顶砖（图2.111），同侧手臂推墙，进一步启动双腿的力来提起躯干。

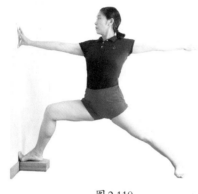
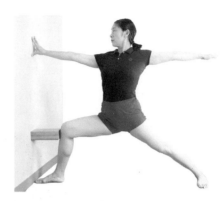

图2.110　　　　　　　　　　　　　图2.111

2. 双人帮助（以右侧为例）。辅助者站在习练者左侧，一脚脚掌踩住习练者脚跟外侧，左手拉动习练者左手腕向后（图2.112）。也可以站在习练者左后方，左手拉动习练者左手臂，右手虎口卡住习练者后腿的外腹股沟向外旋，并推向左膝的方向（图2.113）。

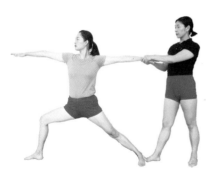
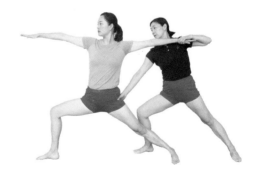

图2. 112　　　　　　　　　　　　　图2.113

（二）屈膝腿大腿不能水平

原因分析：腿的力量虚弱。

解决办法：借助椅子和墙壁等辅具来辅助练习。

1. 借助椅子练习（图2.114、图2.115）。骑跨在椅子上，让直腿的内侧腹股沟卡在椅子边缘。根据自己身高，可以在凳子上垫毛毯或脚下垫转，最终让屈膝腿大腿平行地面，小腿垂直地面。也可以在屈膝腿膝内侧垫砖，更好帮助伸展大腿内侧，让膝盖对齐脚趾。

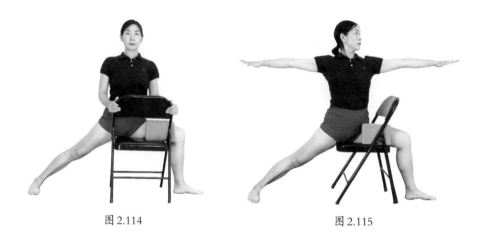

图 2.114   图 2.115

2. 脚蹬墙，手推墙（图 2.116）。后脚跟塞到墙缝里，依靠后脚推墙的力，更好地启动后腿蹬伸的力量屈前腿更多。后手不要离开墙，以帮助躯干保持垂直。

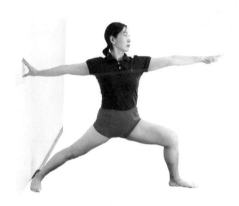

图 2.116

（三）屈膝腿膝关节内扣，骨盆和躯干转向屈膝腿的方向

原因分析：髋关节外展和旋外的灵活性不够。

解决办法：

1. 借助椅子打开膝关节，同时转躯干向反侧（参照图 2.114、图 2.115）。

2. 双人互助。

（1）辅助者坐在习练者屈膝腿的膝盖前方，双手拉住前腿膝窝向远轻柔拉动，内侧拉动更多，帮助前方腿正位（图 2.117）。

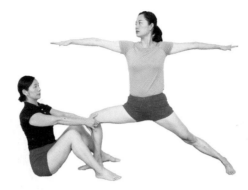

图 2.117

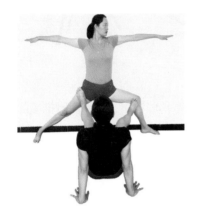

图 2.118

（2）辅助者坐在习练者前方，一只脚放在习练者大腿内侧靠近膝盖的位置（不要踩在膝盖内侧），另一只脚放在习练者另一侧髂骨上，手在体后撑地，双脚的力是先向外伸展再向后踩向墙，帮助前方腿和骨盆正位（图2.118）。

五、体式功效

- 强健双腿，灵活髋关节。
- 强健腰腹核心肌肉，强化腹腔器官，使腰腹部更灵活稳定。
- 左右对称练习，可以调整身体左右均衡发展，维持良好体态。
- 展开下腹部，有利于盆腔器官的健康。
- 提振精神，提升能量。

六、特别提示

- 身体虚弱者借助辅具或靠墙练习。
- 如果髋关节过于僵紧，骨盆和双腿的正位不能同时完成，可以允许骨盆稍转向屈膝腿的方向来避免膝关节代偿造成伤害。

第三节 战士 I 式（Virabhadrasana I）

一、体式类别

站立 + 后弯

二、体式步骤和要点

（一）准备体式

山式—四肢伸展式

（二）进入体式（以右侧为例）

1. 从四肢伸展式上举手臂成上祈祷。左脚内扣 60 度，右脚外转 90 度，伸直双腿。骨盆、躯干、肩和头都转向右侧，让肩轴和胯轴相互平行，并和双脚连线垂直（图 2.119）。

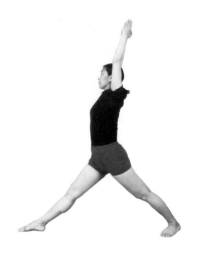

图 2.119

> **注意事项**：转向侧面时，后腿充分内旋，身体由内而外完全转动。

（1）双腿骨骼插向地板，肌肉收紧上提，锁紧踝、膝和髋关节，保持双腿稳固。

（2）双脚均匀压实地板，特别是右脚掌内侧和左脚跟外侧更多下压。

（3）右腿外旋，把右外腹股沟旋向后，左腿内旋，让左腿内侧提向天花板。

（4）尾骨内收向下，提耻骨和肚脐向上，伸展前侧腹股沟，让躯干骨盆垂直地板。

（5）微收腹部，前腰线贴向后腰线；腰椎提向胸椎，胸椎推向胸骨，预防塌腰。

（6）双臂拉动躯干更多向上伸展，手指尖去触碰天花板。

2. 呼气，后腿蹬直，屈右膝，让右大腿平行于地板，小腿垂直于地板（图 2.120）。

（1）不要丢失后腿的蹬伸和双臂向上的拉动力。

（2）两侧股骨头内收，稳定双腿和骨盆。

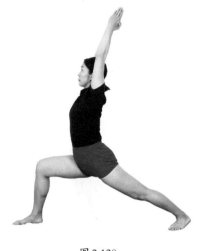

图 2.120

（3）右外腹股沟向后，伸展大腿内侧从内腹股沟到膝内侧，提膝关节内侧，让右膝对准右脚二三趾。

（4）持续收尾骨，提耻骨，下腹部远离右大腿面向上提，展开前侧腹股沟。

3.面部、喉咙放松，呼吸放松。

（三）出体式

1.吸气，提着手臂，蹬直前腿。

2.转正躯干和双腿回四肢伸展式。

3.跳回或走回山式。

（四）换反侧练习

略

注意事项：学习不干扰躯干垂直结构，屈前腿到90度。

三、力的平衡结构图（图 2.121）

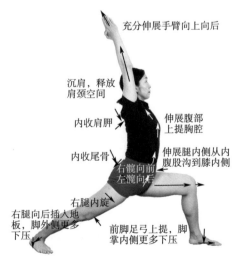

充分伸展手臂向上向后

沉肩，释放肩颈空间

内收肩胛

伸展腹部上提胸腔

内收尾骨

伸展腿内侧从内腹股沟到膝内侧

右髋向前左髋向后

右腿内旋

右腿向后插入地板，脚外侧更多下压

前脚足弓上提，脚掌内侧更多下压

图 2.121

四、常见问题和解决办法

（一）前腿膝盖超过脚尖

原因分析：两脚间的距离不够。

解决办法：增大两脚间距离到合适的位置。

（二）体式塌陷，不伸展，不稳定，不正位

原因分析：腿部力量不足，头脑觉知力不够。

解决办法：

1. 借助椅子和瑜伽砖来辅助练习（图 2.122、图 2.123），激活身体，学习体式的伸展和正位。

后腿内旋让前腹股沟贴合椅面边缘。后脚跟蹬砖，激活后腿。手推椅背，帮助躯干向上伸展并远离椅背，然后伸展手臂向上。

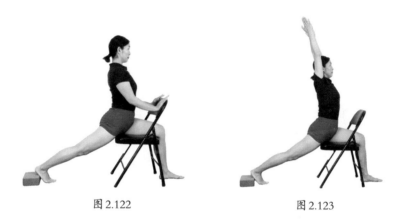

图 2.122　　　　　　　　　　　图 2.123

2. 放下手臂，降低难度，借助手臂向下推压骨盆的力，训练下肢的正位和稳定性（图 2.124、图 2.125）。

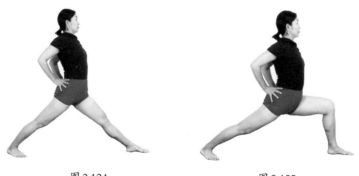

图 2.124　　　　　　　　　　　图 2.125

3. 后脚跟垫高（图 2.126）。借助脚跟向下踩的力激活双腿，增加体式稳定性，更好地伸展手臂和脊柱。

4. 前腿膝关节顶砖来激活双腿，增加稳定性（图 2.127）。

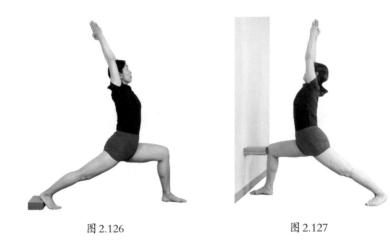

图 2.126   图 2.127

（三）腰椎有挤压

原因分析：髋关节后展灵活性不够，靠腰椎代偿。

解决办法：

1. 可以根据自身情况减小前腿屈膝幅度，不要追求大腿的平行。

2. 平时多做蛙式、新月式等体式来加强髋关节后展灵活性练习。

五、体式功效

- 建立腿部、核心、手臂和上背部的力量，有助于初学者去尝试更高阶的站立体式，尤其是站立平衡的体式。
- 手臂的伸展能祛除肩颈区域的僵紧，美化手臂线条。
- 灵活髋关节，增加身体活动度，缓解下背部不适。
- 提振精神，提升能量，点燃意志力之火。使人变得专注、积极、敏锐和稳定。

六、特别提示

- 下肢关节和腰椎有问题者，可以借助辅具或降低难度练习。
- 心脏不好、血压高的习练者，不要长时间上举手臂。

第四节　三角伸展式（Utthita Trikonasana）

一、体式分类

站立 + 侧伸展

二、体式步骤和要点

（一）准备体式

山式—四肢伸展式—四肢侧伸展式

（二）进入体式（以右侧为例）

1. 呼气，从四肢侧伸展式伸展右臂和右侧腰，从右外腹股沟折叠躯干向右（图 2.128、图 2.129）。

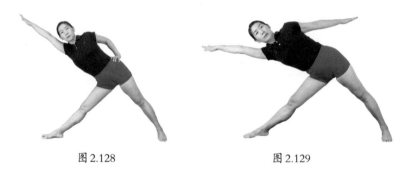

图 2.128　　　　　　　　　　　　　　图 2.129

2. 保持两侧腰线等长伸展，落右手向下抓握右脚踝，或五指碗状撑在右脚踝外侧的地板上。左手掌心向前，垂直向上伸展。轻柔转动颈椎，眼睛看左手指尖方向（图 2.130、图 2.131）。

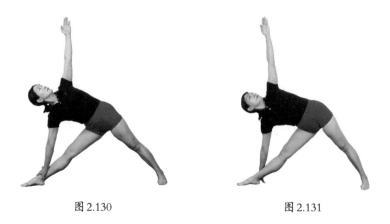

图 2.130　　　　　　　　　　　　　　图 2.131

（1）左脚跟外侧和右脚掌内侧更多压实地板向远推。

（2）双腿外旋，腹股沟和足弓彼此远离。

（3）沿脊柱逆时针转骨盆，转躯干，让身体各部位在同一额状面中伸展。

（4）依靠双腿、双臂的伸展，来纵向伸展脊柱，横向拓宽肋腔。

3．面部、喉咙放松，呼吸放松。

（三）出体式

1．吸气，保持双腿的力，左手向上拉动带回身体，回到四肢侧伸展式。

2．转脚回到四肢伸展式。

3．跳回或走回山式。

（四）换反侧练习

略

三、体式平衡结构图（图2.132）

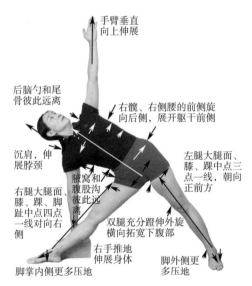

手臂垂直
向上伸展

后脑勺和尾
骨彼此远离

右髋、右侧腰的前侧旋
向后侧，展开躯干前侧

沉肩，伸
展脖颈

左腿大腿面、
膝、踝中点三
点一线，朝向
正前方

右腿大腿面
膝、踝、脚
趾中点四点
一线对向右
侧

腋窝和
腹股沟
彼此远
离

双腿充分蹬伸外旋
横向拓宽下腹部

右手推地
伸展身体

脚外侧更
多压地

脚掌内侧更多压地

图2.132

四、常见问题和解决办法

（一）含胸弓背，下方侧腰变短

原因分析：腿的伸展不够，侧屈没有从外腹股沟进入。

解决办法：借助辅具，降低动作的难度和幅度，根据自身能力决定支撑物的高度（图 2.133—图 2.135）。

注意事项：①如果颈椎不好，可以把后脑放在椅背上（图 2.134），注意椅子放置的角度。②如果右脚踝后侧有压力，可以在右脚掌下垫砖（图 2.135）。

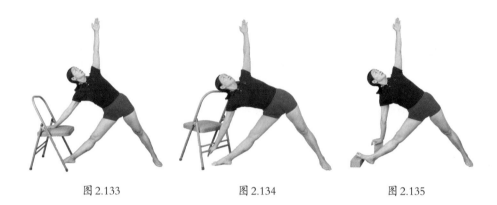

图 2.133　　　　　　　　图 2.134　　　　　　　　图 2.135

（二）躯干和双腿没在同一个额状面面中

原因分析：头脑觉知力不够或髋关节僵紧。

解决办法：手下垫高背靠墙做，借助墙来教育身体，训练头脑（图 2.136）。

（三）髋关节内扣，下腹部没有展开

原因分析：髋关节外展和旋外的灵活性不够。

解决办法：双人辅助。

1. 习练者背靠墙进入体式，辅助者跪坐在习练者前侧，双手掌根把习练者髂骨向上展开并推向墙，帮助其展开下腹部（图 2.137）。

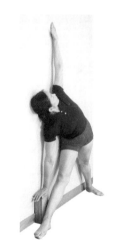

图 2.136

2. 辅助者站在习练者身后，用后侧大腿外侧把习练者的坐骨捋向后并轻推向前。同时，同侧手掌把习练者后侧髂骨旋向上，另一手抓握习练者上方大臂轻轻向上提（图 2.138）。

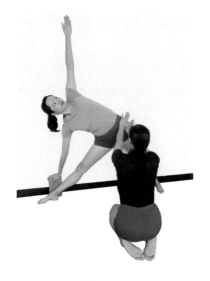
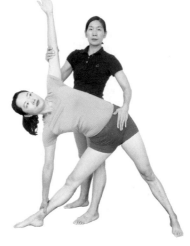

图 2.137   图 2.138

五、体式功效

- 增强腿部肌肉力量，缓解腿部和臀部僵硬。
- 伸展灵活髋关节，释放下腰背紧张，缓解下腰背部疼痛。
- 伸展脊柱，强健竖脊肌，有利于脊柱和脊神经健康。
- 横向拓宽下腹部，有利于盆腔器官的健康，缓解女性生理期不适。
- 伸展打开侧肋，增加肺活量，改善呼吸功能。

六、特别提示

- 有腰椎问题或膝关节、髋关节问题的习练者，需借助辅具谨慎练习。如出现症状加重，立即停止练习。
- 有颈椎问题者眼看前方或看向地面，不用转头看上方手。
- 高血压、心脏病患者练习时也要多关注内在感受，谨慎练习；上方手臂可叉腰，不用上举。

第五节　加强侧伸展式（Parsvottanasana）

一、体式类别

站立 + 前屈

二、体式步骤和要点

（一）准备体式

山式—四肢伸展式

（二）进入体式（以左侧为例）

⊞ 准备式

1. 双手托骨盆，旋肩向后沉肩向下，肘关节背后相互靠近，上提胸腔，伸展躯干前侧。

2. 左脚外转90度，右脚内扣60度。向左转骨盆、转腹部、转胸腔、转肩、转头90度，让肩横轴和胯横轴相互平行，并和双脚连线垂直（图2.124）。

3. 呼气，保持背部凹陷，从腹股沟折叠躯干向前。双手指尖成碗状撑在肩的正下方，骨盆、躯干平行地板。略抬头看向前方的地板（图2.139）。

（1）双腿稳固，左脚掌内侧和右脚跟外侧有力推压地板。

（2）左腿外旋，右腿内旋，左外腹股沟伸展向后，拉长左侧腰，让两坐骨上下等高，前后平齐。

（3）双腿外侧和股骨头内收夹中线，腹部收向脊柱。

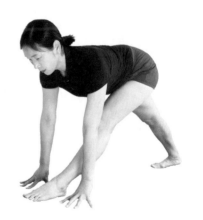

图2.139

（4）双手指尖推压地板，提前肩膀，凹陷背部，从耻骨到锁骨伸展躯干前侧。

4. 呼气，伸展着躯干前侧，从腹股沟向前更深折叠身体，依次落下腹部、胸腔，最后把额头放在小腿胫骨上（图2.140）。

5. 面部、喉咙放松，呼吸放松。

6. 保持双腿稳固，拉长着躯干前侧带回身体回到垂直。

7. 回到四肢伸展式，换反侧练习。

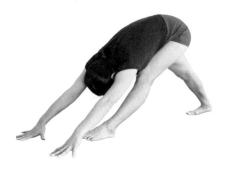

图 2.140

（三）出体式

（1）保持双腿稳固，拉长着躯干前侧带回身体回到垂直。

（2）回到四肢伸展式，跳回或走回到山式。

■■经典体式

加强侧伸展经典体式对肩颈灵活性和身体平衡稳定性要求较高。因为经典体式失去了手的支撑，更需要双腿、双脚、腰腹核心的正确发力和头脑内在的稳定。初学者一般先从准备式开始学习，掌握了体式的稳定平衡和延展后，再进入经典体式的学习。

1. 手臂进入反祈祷式，上提胸腔，伸展躯干前侧。

2. 同准备式2，转脚、转身体向右。

3. 呼气，从腹股沟折叠躯干向前到90度，做延展脊柱的前屈（图2.141）。

4. 呼气，从腹股沟向前更深折叠身体，依次落下腹部、胸腔，最后把额头放在小腿胫骨上（图2.142）。

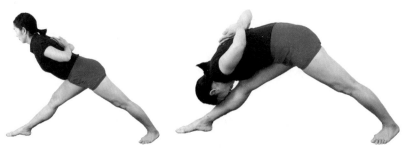

图 2.141　　　　　　　　　　　图 2.142

（1）斜方肌和肩胛骨提向臀部方向，让双耳和双肩彼此远离，伸展脖颈。

（2）手掌外侧和后背拮抗，更多收后肋向内，伸展腹部、胸腔向前更多。

5. 面部、喉咙放松，呼吸放松。

6. 保持双腿稳固，拉长着躯干前侧带回身体回到垂直。

7. 退回到四肢伸展式，换反侧练习。

三、体式平衡结构图（图 2.143）

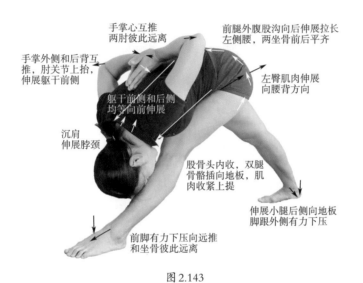

图 2.143

四、常见问题和解决办法

（一）骨盆歪斜

原因分析： 前外腹股沟后拉和后腿内旋不够。

解决办法：

1. 借助辅具教育身体（图 2.144）。椅子折叠起来，椅子腿放在垫子上或抵住墙根防滑。两脚前后开立，手推椅子腿，腹股沟卡在椅子背上。双手、双腿发力，收后背，提胸腔，调整双腿，让两侧腹股沟都贴靠椅背，做到两坐骨上下等高，前后平齐。

2. 双人辅助：辅助者用大脚趾和二脚趾的缝踩住习练者后脚跟，帮助其稳定后腿。一只手拉住习练者前腿外侧腹股沟向后拉动，另一只手推习练者骶髂向前帮助其伸展背部，调整骨盆正位（图 2.145）。

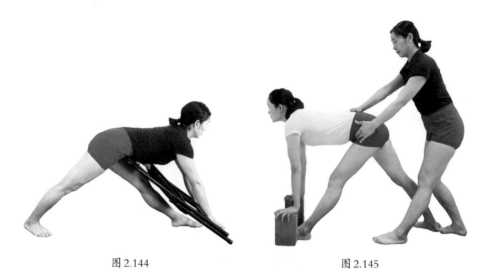

图 2.144   图 2.145

（二）含胸弓背，两腿伸不直

原因分析：大腿力量不足，腿和臀后侧伸展性不够。

解决办法：借助辅具降低难度（图 2.146—图 2.149）。可在手下、脚下垫支撑物，抬高上体，做延展脊柱前屈。在有支撑的情况下，按照上述要领调整身体，加强双腿的力量和伸展性，训练大脑对体式的觉知力和调整能力。

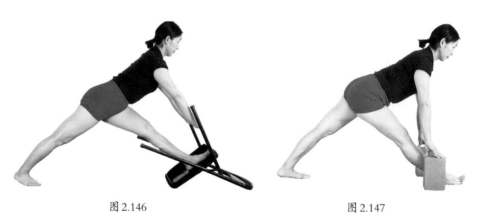

图 2.146   图 2.147

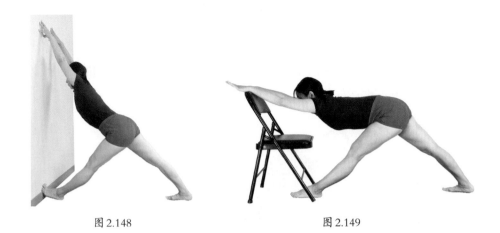

图 2.148 图 2.149

五、体式功效

- 同站姿体式和前屈体式的功效。
- 强健后背和核心肌肉力量，缓解下背部问题。
- 增加腿后侧肌肉和韧带的伸展性，灵活髋关节，缓解下肢僵紧问题。
- 冷却和舒缓大脑和周围神经系统，缓解紧张情绪，消除身体的疲劳。

六、特别提示

- 生理期的习练者只做增延脊柱前屈，不深入向下。
- 在额头下垫支撑物，可以更好地修复放松身体和头脑。

第六节　侧角伸展式（Utthita Parsvakonasana）

一、体式类别

站立＋侧伸展

二、体式步骤和要点

（一）准备体式

山式—四肢伸展式—四肢侧伸展式—战士 II 式

（二）进入体式（以右侧为例）

1. 从战士Ⅱ式开始。呼气，从右腹股沟向右折叠躯干，让右侧腰线拉长着靠近右大腿面。右手五指呈碗状撑在右脚踝外侧或右脚踝外侧的砖上。左手叉腰，左腿和左侧腰线呈一条直线（图2.150）。

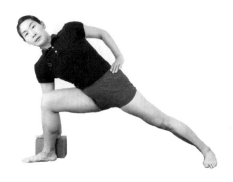

图 2.150

（1）保持战士Ⅱ式中双腿的结构和力。

（2）右坐骨向后拉向前推，左髂骨旋向后，转骨盆朝前。

（3）左腰线、左胸腔旋向后，右腰线、右肩胛旋向前，转躯干向前向上。

（4）收紧腰腹和背部肌肉，保持脊柱的稳固和伸展。

（5）依靠手推地的力，进一步拉长右腋窝和右腹股沟的距离，避免躯干塌向地板。

（6）沉肩，伸展脖颈，双耳远离双肩。

2. 左臂伸展过头，和左腿在一条直线上。从颈根转头，从左臂内侧向上看（图2.151）。

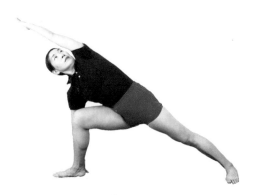

图 2.151

（1）左手指尖和左脚跟彼此伸展远离。

（2）枕骨和尾骨彼此伸展远离。

（3）右坐骨和右膝盖彼此伸展远离。

（4）右手指尖和右腋窝彼此伸展远离。

3.面部、喉咙放松，呼吸放松。

（三）出离体式

1.保持双腿和腰腹的稳定，伸展着右臂，拉动身体回到战士Ⅱ式。

2.蹬直左腿，回到四肢侧伸展式。

3.转脚回四肢伸展式。

4.跳回或走回山式。

（四）换反侧练习

略

三、体式平衡结构图（图2.152）

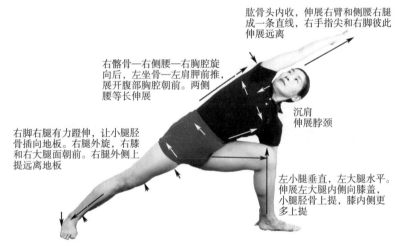

肱骨头内收，伸展右臂和侧腰右腿成一条直线，右手指尖和右脚彼此伸展远离

右髂骨—右侧腰—右胸腔旋向后，左坐骨—左肩胛前推，展开腹部胸腔朝前。两侧腰等长伸展

沉肩
伸展脖颈

右脚右腿有力蹬伸，让小腿胫骨插向地板。右腿外旋，右膝和右大腿面朝前。右腿外侧上提远离地板

左小腿垂直，左大腿水平。伸展左大腿内侧向膝盖，小腿胫骨上提，膝内侧更多上提

图2.152

四、常见问题和解决办法

（一）含胸弓背，下方侧腰没有伸展

原因分析：腿部力量不足，伸展性不够。

解决办法：支撑手下垫高（图2.153），减小躯干向下的幅度，以便更好地体会侧腰的伸展。躯干骨盆旋转向前。

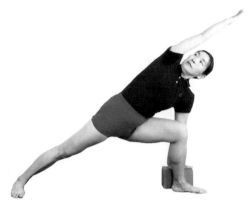

图 2.153

（二）盆腔没有横向打开

原因分析：髋外展和外旋的灵活性不足。

解决办法：

1. 用自身拮抗力帮助展开（图 2.154、图 2.155）。把肘卡在膝盖内侧，或手撑在足弓内侧，借助肘关节把膝内侧向远抻的同时带向后，同侧腰旋向前，帮助展开骨盆，打开胸腔。

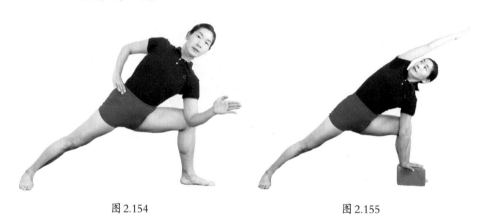

图 2.154　　　　　　　　　　图 2.155

2. 同伴互助。辅助站在习练者身后，用膝内侧抵住其臀外侧先捋向后，再推向前；一手扶住后侧髂骨旋向后，一手推下方肩胛骨向下向前（图 2.156）；或帮助伸展手臂在正确位置（图 2.157），帮助习练者伸展侧腰，展开下腹部和胸腔。

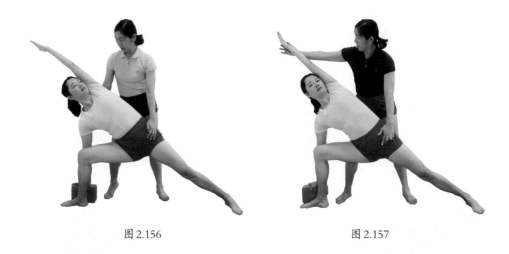

图 2.156　　　　　　　　　　图 2.157

五、体式功效

- 同站姿体式的功效。
- 伸展打开侧肋，增加肺活量，改善呼吸功能。
- 横向展开骨盆，有助于盆腔器官的健康。

六、特别提示

膝关节主屈伸，旋转的角度微小，髋关节紧的人，在转骨盆或在骨盆固定需要旋髋时，避免膝关节代偿，损伤半月板。

第七节　三角扭转式（Parivrtta Trikonasana）

一、体式类别

站立 + 前屈 + 扭转

二、体式步骤和要点

（一）准备体式

山式—四肢伸展式—四肢侧伸展式

（二）进入体式（以右侧为例）

▧ 从延展脊柱的加强侧伸展进入

经典进入体式的方法：从四肢侧伸展式直接进三角扭转。由于初学者对体式的理解和掌握一般都不到位，所以建议初学者先从延展脊柱的加强侧伸展式开始，一步一步调整身体进入。

1.进入手撑地延展脊柱加强侧伸展式（图2.139）

2.左手呈碗状撑在右脚踝外侧，右手叉腰。躯干和头沿脊柱顺时针转动（图2.158、图2.159）。

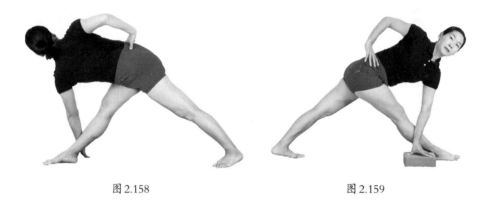

图2.158   图2.159

（1）股骨头收紧，双腿夹中线。右脚内侧，左脚跟外侧更多推压地板。

（2）左腿内旋，右腿外旋，右外腹股沟伸展向后，拉长右侧腰，让两坐骨前后平齐，左右等高。

（3）左手推地，左肩胛内收，转右肩和右侧腰向天花板。

（4）脖颈伸展，双耳远离双肩。

注意事项：转体时，头脑专注，更多关注双腿和骨盆的稳定正位，以及脊柱和侧腰的延展。

3.伸展右手向天花板，掌心朝前，轻柔转动颈椎，眼睛看向右手指尖（图2.160、图2.161）。右手向上伸展和左手推地形成拮抗，让左肩胛内收更多，带动躯干转得更深入。

4.面部、喉咙放松，呼吸放松。

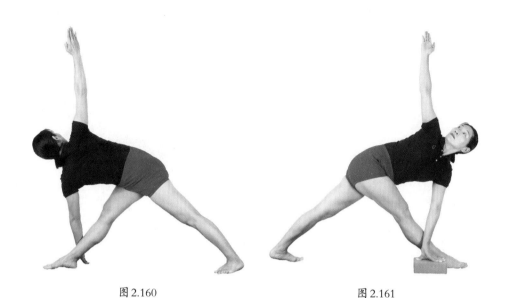

图 2.160   图 2.161

（三）出体式

1. 保持双腿稳定，回到延展脊柱的加强侧伸展式。

2. 回到四肢侧伸展式。

3. 转脚回四肢伸展式，跳回到山式。

（四）换反侧练习

略

■■ 三角扭转式经典进出方式

1. 进入四肢侧伸展式。

2. 保持双腿和核心的稳定，呼气，躯干向右旋转下落，左手落地撑在右脚踝外侧，右臂伸展向天花板。身体的转动要快于手臂的动作。这种进入方式需要身体每个部位做好自己的工作，且各部位间相互支持，有稳定的连接。

3. 呼吸放松，头脑专注稳定。

4. 出体式时，稳定双腿，核心发力一步带回四肢侧伸展式，回四肢伸展式，跳回山式。

三、体式平衡结构图（图 2.162、图 2.163）

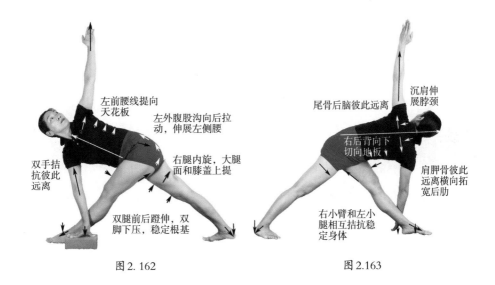

左前腰线提向天花板

左外腹股沟向后拉动，伸展左侧腰

双手拮抗彼此远离

右腿内旋，大腿面和膝盖上提

双腿前后蹬伸，双脚下压，稳定根基

图 2.162

尾骨后脑彼此远离

沉肩伸展脖颈

右后背向下切向地板

肩胛骨彼此远离横向拓宽后肋

右小臂和左小腿相互拮抗稳定身体

图 2.163

四、常见问题和解决办法

髋部不正位，两侧腰线不等长，转体不充分，含胸弓背

原因分析：腿部力量和伸展性不够，或头脑对体式的觉知力不足。

解决办法：

1. 借助辅具降低难度，或利用变体来训练头脑和身体。

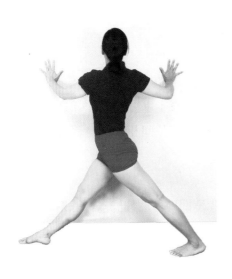

图 2.164

（1）手推墙扭转（图 2.164），在站立稳定的基础上学习双腿的稳定和躯干的扭转。

（2）借助瑜伽椅等辅具调整（图 2.165）。用手推的力来建立双腿的稳定，伸展脊柱，加深扭转。也可把椅子换成墙或其他稳定的支撑物，垫高支撑手，上方手推墙来辅助完成。

2. 双人辅助（图 2.166）。辅助者站在习练者身后，用后侧大腿抵靠住习练者骨盆外侧，防止骨盆和大腿面向下掉向地板。同时，同侧手掌把习练者上方腹股沟向后拉，另一手抓握习练者手腕向上提。

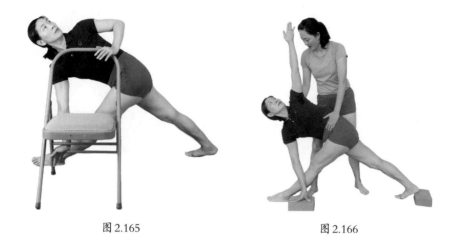

图 2.165   图 2.166

3.平时多加强三角伸展式，加强侧身伸展等站立体式的练习，为三角扭
转打好基础。

五、体式功效

- 同站姿体式的功效。
- 按摩腹部器官，改善消化功能。
- 伸展骶髂区域，改善下腰背问题。
- 培养头脑专注力，提升身体的平衡性。

六、特别提示

- 颈椎有问题者可以不抬头向上看。
- 有心脏病、高血压或身体虚弱者靠墙练习。
- 生理期做加强侧伸展，或站立手推墙的扭转。

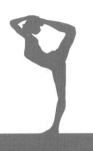

第四章 站立平衡体式

第一节 树式（Vrksasana）

一、体式类别

站立＋脊柱自然顺位伸展

二、体式步骤和要点

（一）准备体式

山式

（二）进入体式（以左腿支撑为例）

1. 右腿外旋，右手抓握右脚踝，把右脚掌贴靠在左大腿内侧，脚趾朝下，脚跟靠近会阴，右膝向外展。双臂由胸前祈祷向上成上祈祷式（图2.167）。

（1）左脚提足弓向上，脚掌均匀压地。

（2）左腿肌肉收紧，髌骨上提，大腿外侧有力收向大腿内侧。

（3）左腿大腿面上端向后推，尾骨内收向前，避免骨盆前倾或后倾。

（4）右脚掌和左大腿互推拮抗来稳定右脚。右坐骨前推，从内腹股沟向膝内侧伸展大腿内侧，横向拓宽下腹部，释放盆腔器官。

（5）右侧腹股沟下沉，让两条侧腰线等长。

（6）从大臂根处内收上提手臂，在稳定肩关节的同时，让指尖伸展向天花板。

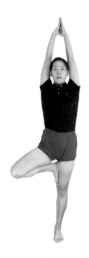

图2.167

（7）肩头下沉，释放肩颈的空间。

2.头中正，目视前方。

3.面部、喉咙放松，呼吸放松。

（三）出体式

1.呼气，放下双臂。

2.右手抓握右脚踝放下右脚，回到山式。

（四）换反侧练习

略

三、体式平衡结构图（图2.168）

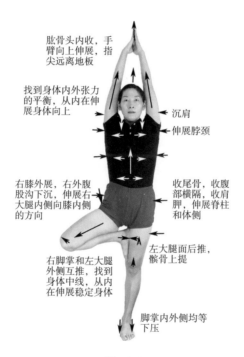

肱骨头内收，手臂向上伸展，指尖远离地板

找到身体内外张力的平衡，从内在伸展身体向上

沉肩

伸展脖颈

右膝外展，右外腹股沟下沉，伸展右大腿内侧向膝内侧的方向

收尾骨，收腹部横隔，收肩胛，伸展脊柱和体侧

左大腿面后推，髌骨上提

右脚掌和左大腿外侧互推，找到身体中线，从内在伸展稳定身体

脚掌内外侧均等下压

图 2.168

四、常见问题和解决办法

（一）站不稳，屈膝腿总是掉下来

原因分析：腿部没有正确发力，肌力较弱或头脑不稳定。

解决办法：

1.手扶支撑物或靠墙练习来增加稳定性（图2.169）。在抬起脚的脚趾下方垫支撑物，帮助稳定上方脚（图 2.170）。

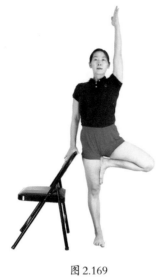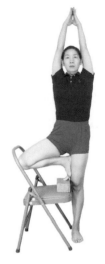

图 2.169   图 2.170

2. 增大脚掌和腿之间互推的力，学习肌肉正确发力。

（二）屈膝髋部打不开，膝盖不正位，或两侧髋不等高

原因分析：屈膝腿的髋外展和外旋能力不够。

解决办法：多练习增加髋关节外旋灵活性的体式，比如束角式、仰三、蜥蜴等体式，从根本上解决问题。

五、体式功效

- 同站姿体式的功效。
- 展开下腹部，有助于盆腔器官健康。
- 强化肩颈力量，缓解肩颈不适。
- 培养头脑的专注力，提升平衡能力。

六、特别提示

- 感知身体两侧发展的不平衡，加强虚弱侧的练习。
- 身体虚弱者可以靠墙练习，心脏病患者不要长时间上举手臂。

第二节　鹰式 / 鸟王式（Garudāsana）

一、体式类别

站立 + 脊柱自然顺位 / 前屈

二、体式步骤和要点

（一）准备体式

山式

（二）进入体式

■ 手臂动作（以左臂上右臂下为例）

1. 左臂在上，两臂交叠深深拥抱自己，手指去触碰肩胛骨，展开肩的后侧（图 2.171）。

2. 保持大臂和肘关节交叠，松开双手向上向内靠拢，越过中线让两手掌相互贴合，两小臂缠绕在一起。逆时针旋转小臂，让缠绕更加紧密，最终两手掌小指侧朝向正前方，大拇指侧正对面部（图 2.172）。

（1）沉肩，伸展脖颈，展开锁骨。

（2）抬大臂向上，小臂向上向外远离面部。

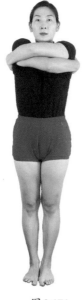
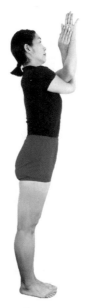

图 2.171　　　　　　图 2.172

3. 头中正，目视前方。

4. 面部、喉轮放松，呼吸放松。

▨ 下肢动作（以右腿在上为例）

1. 屈双腿，抬右腿跨过左腿，右脚从外侧缠绕勾住左小腿，双腿从大腿根处深深交叉，紧紧缠绕在一起。双手叉腰，肘关节在背后相互靠近，展开胸腔前侧。

2. 顺时针转动骨盆，让腹部和双膝对向正前方，左腿尽量蹬直（图 2.173）。或臀部向后，从腹股沟折叠身体向前，让上方大腿接近水平，腹部靠近大腿面（图 2.174）。

（1）找到身体的中线，保持左右平衡。

（2）股骨头内收，稳定双腿。

（3）腹部、肩胛骨内收，伸展脊柱和两侧腰线。

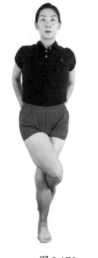
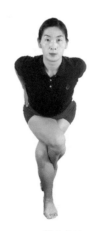

图 2.173   图 2.174

3. 头中正，目视前方。

4. 面部、喉咙放松，呼吸放松。

▨ 鹰式完全动作（以左臂和右腿在上为例）

注意事项： 上下肢缠绕规则：左臂在上，右腿在上；右臂在上，左腿在上。

1. 进入山式，按照前边讲过的步骤，左臂在上缠绕好手臂。

2. 双腿稍屈，抬起右腿缠绕好左腿。

两种姿势：一是支撑腿尽量伸直，身体向上延展（图 2.175），二是从腹股沟折叠身体，让腹部和大腿面彼此靠近（图 2.176）。

（1）股骨头内收，让身体中线更稳固。

（2）内收骶髂和后背，伸展躯干前侧。

（3）大臂上抬，小臂和手逆时针旋转着远离面部。

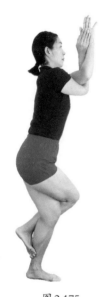
图 2.175

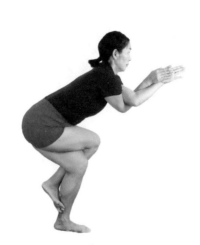
图 2.176

3. 头中正，目视前方。

4. 面部、喉咙放松，呼吸放松。

（三）出体式

1. 先解开双臂，再解开双腿。

2. 回到山式。

（四）换反侧练习

略

三、体式平衡结构图（图 2.177）

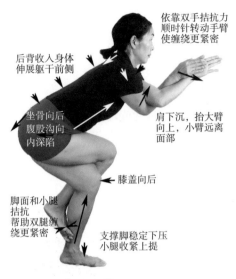

依靠双手拮抗力顺时针转动手臂使缠绕更紧密

后背收入身体伸展躯干前侧

坐骨向后腹股沟向内深陷

肩下沉，抬大臂向上，小臂远离面部

膝盖向后

脚面和小腿拮抗帮助双腿缠绕更紧密

支撑脚稳定下压小腿收紧上提

图 2.177

四、常见问题和解决办法

（一）不能维持平衡

原因分析：腿部没有力量，根基不稳。

解决办法：靠墙练习。

（二）双臂、双腿缠绕不上

原因分析：跟肩和髋关节僵紧有关。

解决办法：多做开肩和开髋的体式，加强肩和髋的灵活性。

五、体式功效

- 同站姿体式的功效。
- 灵活肩关节和髋关节。
- 培养头脑专注力，提升身体平衡性。

- 身体僵紧的习练者，不要过度追求小腿和小臂的缠绕。
- 身体虚弱的习练者，在身体有支撑的情况下练习。

第三节　半月式（Ardha Chandrasana）

一、体式类别

站立＋侧伸展

二、体式步骤和要点

（一）准备体式

山式—四肢伸展式—四肢侧伸展式—三角伸展式

（二）进入体式（以左侧为例）

1. 从三角伸展式开始，屈左膝，重心左移，左手指尖朝外，呈碗状撑在左脚小脚趾前约20cm处。右脚向前跟进一小步，提起脚跟，脚尖点地。初学者可落下右手叉腰（图2.178）。

（1）左脚掌均匀压实地板，小腿骨上提。

（2）左腿股骨头内收，拉长大腿内侧去向膝盖的方向，膝盖对齐脚趾。

（3）右腿伸直外旋，大脚球对齐左脚跟有力推地提起脚跟，上提坐骨。

（4）左肩胛和左坐骨前推；右髋和右肩向后旋，让胸和腹都朝前。

（5）伸展左侧腰，拉长腋窝到腹股沟的距离。

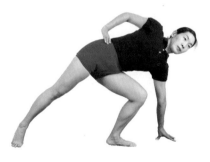

图 2.178

2. 保持左手、左脚根基稳定，收住腰腹蹬直左腿，右腿同步从大腿内侧直腿上抬至水平，大腿面和脚趾朝前（图2.179）。

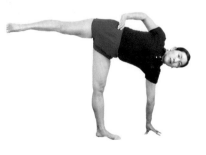

图 2.179

（1）右脚和头顶彼此远离，帮助身体纵向伸展稳定。

（2）伸展左臂和左腿向上，带动身体重心向上远离地板。

（3）左坐骨前推，右髂骨向上向后转，展开腹部空间。

3. 右手臂伸展向上，掌心向前，垂直地板（图2.180）。右手向上伸展的力和左手推地的力相拮抗，帮助身体横向拓宽。

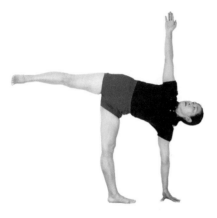

图2.180

4. 伸展脖颈，枕骨向远拉，从颈根轻柔转头看向右手指尖。

5. 面部、喉咙放松，呼吸放松。

（三）出体式

1. 屈左臂、左腿，落下右腿向后撤一步，回到三角伸展式。

2. 右臂拉动身体起，回到四肢侧伸展式。

3. 转脚回到四肢伸展式。

4. 跳回或走回山式。

（四）换反侧练习

略

三、体式平衡结构图（图2.181）

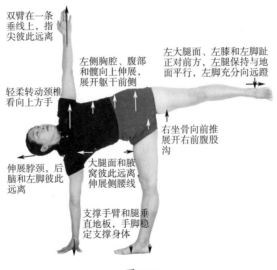

双臂在一条垂线上，指尖彼此远离

左侧胸腔、腹部和髋向上伸展，展开躯干前侧

左大腿面、左膝和左脚趾正对前方，左腿保持与地面平行，左脚充分向远蹬

轻柔转动颈椎看向上方手

右坐骨向前推展开右前腹股沟

伸展脖颈，后脑和左脚彼此远离

大腿面和腋窝彼此远离伸展侧腰线

支撑手臂和腿垂直地板，手脚稳定支撑身体

图2.181

四、常见问题和解决办法

（一）体式不稳定、不伸展

原因分析：身体灵活性和肌肉力量不足，不会发力伸展，头脑不稳定等。

解决办法：借助辅具降低动作难度（图 2.182—图 2.184）。手下或（和）脚下有支撑，脚蹬墙，背靠墙等。在身体稳定的基础上学习肌肉发力，调整体式结构到正位。

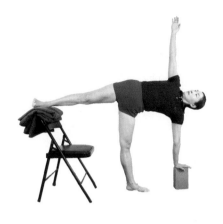

图 2.182

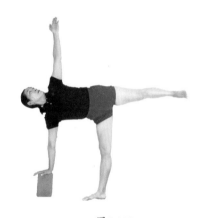

图 2.183

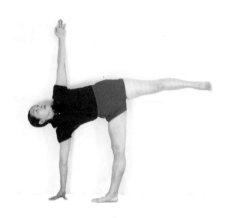

图 2.184

（二）腹部横向展开不足

原因分析：髋的外展和外旋能力不足。

纠正措施：同伴互助（图 2.185）。习练者贴墙练习，辅助者双手掌根推上方髂骨向上向后。

（三）腿、躯干和头不在一条直线上

原因分析：头脑的觉知力和身体的本体感觉不足。

纠正措施：贴墙练习（图 2.184），借助墙壁教育身体，训练头脑。

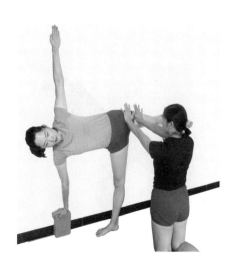

图 2.185

- 同站姿体式的功效。
- 腹部横向展开，有利于盆腔器官健康，调理生理期不适和妇科问题。
- 培养大脑意识的专注力，提高身体的平衡稳定性。

六、特别提示 ————▼

- 颈椎有问题的习练者，不用转头看上方手。
- 身体虚弱和生理期的习练者可以靠墙练习。

第四节　战士Ⅲ式（Virabhadrasana Ⅲ）

一、体式类别

　　站立 + 前屈

二、体式步骤和要点

　　（一）准备体式

　　山式—四肢伸展式—四肢侧伸展式—战士Ⅰ式

　　（二）进入体式（以左腿在前为例）

　　1. 从战士Ⅰ式开始，躯干从前腹股沟折叠向前和后腿成一条直线，右脚掌蹬地，把重心往前送向左脚左腿，至右脚几乎不承受体重（图2.186）。

　　（1）左腿收紧，左脚掌均匀推压地板；右脚趾推地蹬直右腿，收紧膝盖和大腿面。

　　（2）左腿股骨头内收向左足弓中心，从左内腹股沟中点拉长大腿内侧去向膝内侧。

　　（3）收腹收后背，手臂和躯

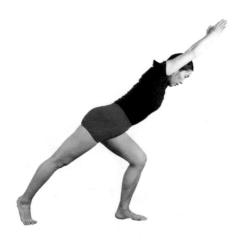

图 2.186

干始终保持一条线。

2. 保持双腿和腰腹核心稳定，蹬直左腿垂直地板，并从右大腿前侧抬右腿向上至水平地板，手臂、躯干和后腿在一条线上（图2.187）。

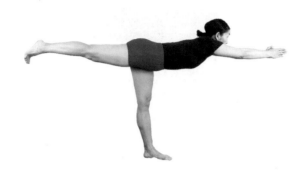

图2.187

（1）左腿髌骨上提，大腿面后推，股骨头内收向大腿内侧，脚内侧压地。

（2）右腿内旋，脚跟朝上，脚球向远蹬。保持右腿高度不变，有力上提大腿面。

（3）收腹部，收横隔，收后背，均衡伸展躯干前侧和后侧。

（4）左外腹股沟向后伸展，右大腿内旋，使两坐骨上下等高、前后平齐。

（5）双臂水平向前伸展和右脚向后蹬伸的力拮抗平衡，指尖和后脚掌彼此远离。

3. 抬头，目视前方。

4. 面部、喉咙放松，呼吸放松。

（三）出体式

1. 呼气，屈左膝，右脚落地，提起躯干向上，回到战士Ⅰ式。

2. 蹬直前腿，转脚回到四肢伸展式。

3. 跳回或走回到山式

（四）换反侧练习

略

三、体式平衡结构图（图 2.188）

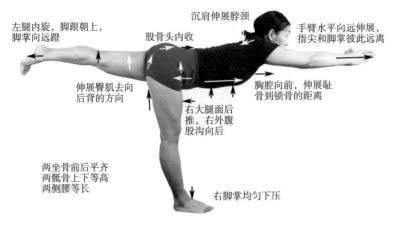

左腿内旋，脚跟朝上，脚掌向远蹬

沉肩伸展脖颈

股骨头内收

手臂水平向远伸展，指尖和脚掌彼此远离

伸展臀肌去向后背的方向

右大腿面后推，右外腹股沟向后

胸腔向前，伸展耻骨到锁骨的距离

两坐骨前后平齐
两骶骨上下等高
两侧腰等长

右脚掌均匀下压

图 2.188

四、常见问题和解决办法

身体不稳定，支撑腿伸不直，后腿举不起来

原因分析：头脑不稳定，身体肌肉力量不足，支撑腿后侧肌肉和韧带伸展性不够。

解决办法：降低难度，增加身体和头脑的稳定性来调整体式对位。逐步增强下肢和后背的肌肉训练，训练肌肉的本体感觉。

1. 借助辅具练习（图 2.189—图 2.194），随着训练的持续，慢慢减少对辅具的依赖，直到可以脱离辅具稳定保持体式。

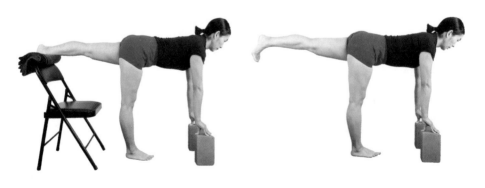

图 2.189

图 2.190

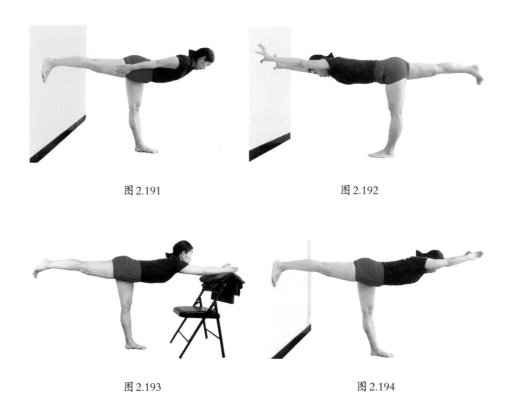

图 2.191 图 2.192

图 2.193 图 2.194

2. 降低动作难度（图 2.195），手臂收回到体侧，减少力臂的长度，更利于体式的平衡稳定。

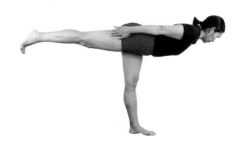

图 2.195

3. 加强前屈体式的练习，增加腿后侧韧带的伸展性。比如：加强前屈伸展式、加强背部伸展式、双角式、加强侧伸展式等。

五、体式功效

- 同站姿体式的功效。
- 强健后背、肩颈和手臂的肌肉力量。
- 伸展腿后侧的肌肉和韧带，有助于缓解坐骨神经痛和下腰背问题。
- 培养大脑专注力和敏锐性，增加肌肉的本体感觉，提高平衡能力。

六、特别提示

生理期、身体虚弱的习练者做有支撑的战士Ⅲ式。

第五节　手抓脚趾伸展式（Utthita Hasta Padangusthasana）

一、体式类别

站立 + 脊柱自然顺位伸展

二、体式步骤和要点

（一）准备体式

山式

（二）进入体式（以右腿在上为例）

1. 屈右膝，右手大拇指、食指和中指勾握住右脚大脚趾，让右大腿面贴靠腹部。左手叉腰，伸直左腿，挺直后背（图 2.196）。

2. 右大腿面收紧，伸展腘绳肌，蹬直右腿。利用手指和脚趾拮抗的力，拉动右腿向上到自己的最大限度（图 2.197）。

（1）左侧股骨头内收向左侧足弓，左脚掌内侧更多下压，保持左腿的伸展稳固。

（2）右脚掌远蹬，右股骨头向回插入髋槽外旋并下沉，让两坐骨前后平齐，上下等高。

（3）尾骨内收，左大腿面后推，收骶骨，收后背，伸展腹部胸腔向上。

（4）右侧腰线旋向后，右侧肱骨头回拉插回肩槽，让双肩前后平齐。

（5）肩下沉，伸展脖颈，双耳远离双肩。

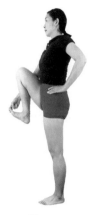

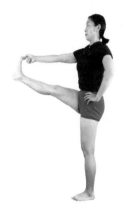

图 2.196　　　　　　　　　　　图 2.197

3.头中正，目视前方。

4.面部、喉咙放松，呼吸放松。

（三）出体式

手拉脚趾收回右腿，回到山式。

（四）换反侧练习

略

三、体式平衡结构图（图 2.198、图 2.199）

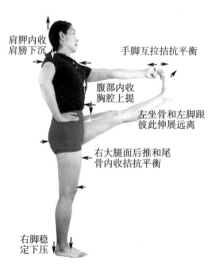

肩胛内收
肩膀下沉

手脚互拉拮抗平衡

腹部内收
胸腔上提

左坐骨和左脚跟
彼此伸展远离

右大腿面后推和尾
骨内收拮抗平衡

右脚稳
定下压

图 2.198

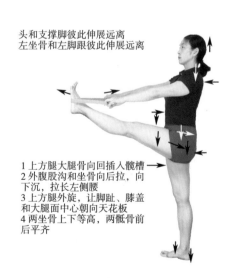

头和支撑脚彼此伸展远离
左坐骨和左脚跟彼此伸展远离

1 上方腿大腿骨向回插入髋槽
2 外腹股沟和坐骨向后拉，向
下沉，拉长左侧腰
3 上方腿外旋，让脚趾、膝盖
和大腿面中心朝向天花板
4 两坐骨上下等高，两骶骨前
后平齐

图 2.199

四、常见问题和解决办法

站不稳，体式不伸展、不正位

原因分析：腿部肌肉力量不足，腿后侧肌肉和韧带的伸展性不够。

解决办法：

1. 做抱膝单腿站立（图 2.200），找到支撑腿和脊柱的伸展稳定。屈膝抬起一条腿，双手十指交扣抱住小腿胫骨上端，把膝盖向上提并拉向腹部。感受膝盖上提和支撑脚向下踩的力拮抗平衡，带给身体和头脑的稳定。

2. 在抬起脚的下方垫支撑物，双手抓握绕在脚上的伸展带（图 2.201）。根据自身情况，选择合适高度在上方脚跟下垫高，帮助稳定身体，放松头脑，调整体式正位。

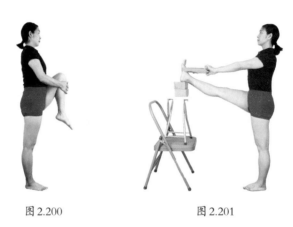

图 2.200   图 2.201

3. 在脚上套伸展带，增加手臂长度，来帮助伸展躯干和双腿（图 2.202、图 2.203）。

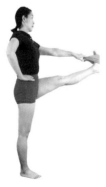
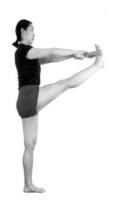

图 2.202   图 2.203

- 同站姿体式的功效。
- 增加腿后侧肌肉和韧带的伸展性。
- 培养大脑专注力和敏锐性，增加肌肉本体感觉，提高平衡能力。

六、特别提示

初学者可以在有支撑和借助辅具的基础上，学习肌肉发力，调整头脑和身体对位，增加头脑的稳定感和对身体的调节能力。

第六节　侧手抓脚趾伸展式（Parsva Hasta Padangusthasana）

一、体式类别

站立 + 脊柱自然顺位伸展

二、体式步骤和要点

（一）准备体式

山式

（二）进入体式

1. 屈右膝，右手从腿内侧勾握住右脚大脚趾，把右膝向上提、向外展，右外腹股沟下沉，不要缩短右侧腰的长度。左手叉腰，伸直左腿，挺直后背（图 2.204）。

2. 向侧蹬直右腿，利用手指的拉力，抬右腿到自己的最大限度。左臂侧平展（图 2.205）。

（1）左侧股骨头内收向左侧足弓，左脚掌内侧更多下压，保持左腿的伸展稳固。

（2）右脚掌远蹬，右股骨头向回插入髋槽并下沉，让两坐骨前后平齐，上下等高。

（3）尾骨内收，左大腿面后推，收骶骨，收后背，伸展腹部胸腔向上。

（4）肩下沉，伸展脖颈，双耳远离双肩。

（5）从纵向和横向两个维度伸展身体，增加体式的稳定性。

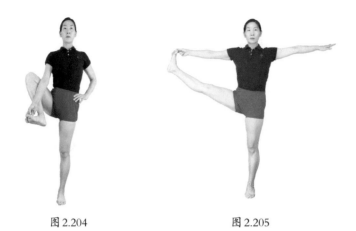

图 2.204　　　　　　　　图 2.205

3. 头中正，目视前方。

4. 面部、喉咙放松，呼吸放松。

（三）出体式

收回右腿，回到山式。

（四）换反侧练习

略

三、体式平衡结构图（图 2.206）

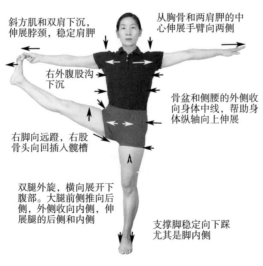

斜方肌和双肩下沉，伸展脖颈，稳定肩胛

从胸骨和两肩胛的中心伸展手臂向两侧

右外腹股沟下沉

骨盆和侧腰的外侧收向身体中线，帮助身体纵轴向上伸展

右脚向远蹬，右股骨头向回插入髋槽

双腿外旋，横向展开下腹部。大腿前侧推向后侧，外侧收向内侧，伸展腿的后侧和内侧

支撑脚稳定向下踩尤其是脚内侧

图 2.206

四、常见问题和解决办法

站不稳，体式不伸展不正位

(原因分析：)腿部肌肉力量不足或髋关节僵紧，外展和外旋受限。

(解决办法：)借助辅具降低难度。

1. 把脚放在高的支撑物上（把杆、窗台、桌子等）。如果手抓不到脚，在脚掌上套伸展带（图 2.207）。支撑物高度视自身情况调整。在头脑放松、身体稳定的基础上调整体式正位。

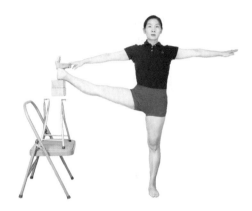

图 2.207

2. 手扶支撑物增加身体稳定性。如果手抓不到脚，在脚上套伸展带，增加手臂长度，来帮助伸展躯干和双腿（图 2.208、图 2.209）。

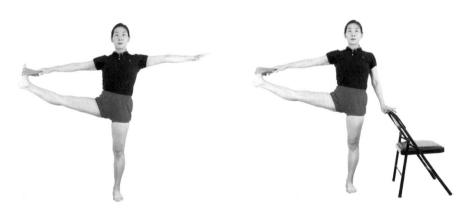

图 2.208   图 2.209

五、体式功效

- 同站姿体式的功效。
- 灵活髋关节，缓解髋部不适和下腰背问题。
- 展开下腹部，有助于盆腔器官的健康
- 培养大脑专注力和敏锐性，增加肌肉的本体感觉，提高平衡能力。

六、特别提示

初学者可以在有支撑和借助辅具的基础上，学习肌肉发力，调整头脑和身体对位，增加头脑的稳定感和对身体的调节能力。

坐姿体式

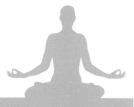

第一章　手杖式及其发展体式

第一节　手杖式（Dandasana）

手杖式是坐姿体式的基础体式。保持双腿伸直，能坐在坐骨的前点上，让骨盆垂直，脊柱挺拔向上伸展。

一、体式类别

坐姿＋脊柱自然顺位伸展

二、体式步骤和要点

1.双腿伸直并拢，坐在瑜伽垫上，双手支撑在臀部两侧（图3.1）。

（1）双脚并拢，脚趾朝上，脚掌外侧边缘往回拉，内侧边缘（特别是大脚球）向前推，让两个脚掌在一个平面中。

（2）脚跟和坐骨彼此远离，双腿下压，让腿的后侧吸向地板。

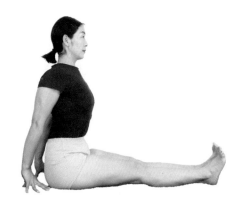

图3.1

（3）坐在坐骨尖上，身体重量均匀分布在臀部。

（4）骶骨内收，让骨盆垂直地板，伸展脊柱、腹部和胸腔向上，肋腔远离骨盆。

（5）旋肩向后，沉肩向下，肩胛骨和斜方肌拉向背部，伸展脖颈，让两耳远离双肩。

（6）意念上把竖脊肌向外展，去向后背的边缘线，横向拓宽后背，创造出身体横向的空间。

2. 头中正，目视前方。

3. 面部、喉咙放松，呼吸放松。

注意事项：学习在坐姿体式中，利用臀腿后侧轻推地板的力，让脊柱获得向上生长的生命力。

三、体式平衡结构图（图 3.2）

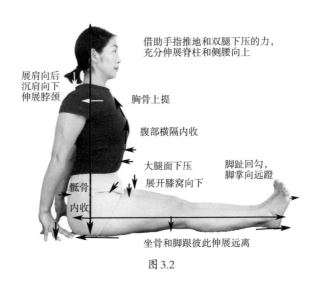

借助手指推地和双腿下压的力，充分伸展脊柱和侧腰向上

展肩向后
沉肩向下
伸展脖颈

胸骨上提

腹部横隔内收

大腿面下压
展开膝窝向下

脚趾回勾，
脚掌向远蹬

骶骨
内收

坐骨和脚跟彼此伸展远离

图 3.2

四、常见问题和解决办法

（一）含胸弓背，双腿伸不直

原因分析：腿后侧伸展性不足。

解决办法：臀部下方垫高（图 3.3）。把毛毯折叠成小方块，垫在臀部下方。支撑物的高度视自身实际情况而定，原则上通过身体的努力，能让下背部凹陷、脊柱上提即可。

（二）塌腰撅臀

原因分析：身体太灵活，腹部和横隔向前突出。

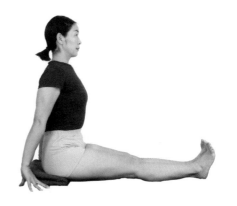

图 3.3

1. 按照体式要领自我调整。腹部收向脊柱，前腰线去找后腰线，后腰线去找背后的衣衫。加强头脑的觉知力和肌肉的本体感觉。

2. 背靠墙练习。展开后侧腹股沟，把坐骨塞进墙缝，背靠墙伸直腿坐下。骨盆后侧、后背和枕骨贴向墙，肩胛中心远离墙。

五、体式功效

- 同坐姿体式的功效（见 P10）。
- 打开胸腔，改善呼吸问题。
- 腹腔展开并上提，有利于腹腔器官的健康。

六、特别提示

在坐姿体式中，骨盆属于躯干的一部分。手杖式要保证能坐到坐骨尖上，让骨盆和躯干成为一个整体垂直向上伸展。

第二节　加强背部伸展式（Paschimottanasana）

一、体式类别

坐姿 + 前屈

二、体式步骤和要点

（一）准备体式

手杖式

（二）进入体式

1. 双臂上举（掌心相对或十指交扣）拉动脊柱和侧腰进一步伸展（图 3.4）。

（1）双腿更多下压和手臂更多上提来保持下腰背的凹陷和脊柱的伸展。

（2）收腹部横隔，避免塌腰。

（3）坐骨和掌根彼此远离，坐骨和脚跟彼此远离。

2. 呼气，从腹股沟折叠骨盆和躯干向前。双手勾握大脚趾，或抓握脚掌外侧（图3.5）。

（1）借助手脚拮抗力和双腿下压的力，再次把坐骨向后推，让脊柱和双腿获得更多伸展空间，维持背部的凹陷和脊柱的伸展。

（2）沉肩，伸展脖颈，后背腋窝推向胸腔腋窝，展开锁骨，打开并上提胸腔。

（3）意念上感受竖脊肌远离脊柱去向两侧腰，感受后背在纵向拉长基础上横向的拓宽。

（4）肱骨回拉插入肩槽，收紧肱骨头，稳定肩关节。

3. 呼气，屈肘，靠手脚拮抗和双腿下压的力，从腹股沟更深折叠身体，让腹部和胸腔依次落向双腿，最后前额落在小腿胫骨上（图3.6）。

（1）双腿肌肉收紧下压，腿后侧牢牢吸在垫子上。

（2）后背推入身体，躯干前侧从耻骨到锁骨充分伸展。

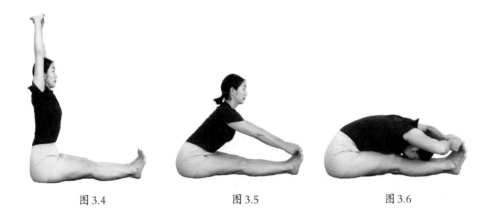

图3.4　　　　　　　图3.5　　　　　　　图3.6

注意事项： 灵活的习练者，可以根据自身情况抓握对侧手腕（图3.7），或在脚前方加砖（图3.8）。

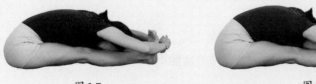

图3.7　　　　　　　　　　　图3.8

4. 头部中正，不要过分低头。

5. 面部、喉咙放松，呼吸放松。

（三）出体式

1. 回到手杖式增延脊柱前屈。

2. 回到手杖式。

三、体式平衡结构图（图 3.9、图 3.10）

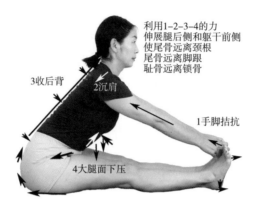

利用1-2-3-4的力
伸展腿后侧和躯干前侧
使尾骨远离颈根
尾骨远离脚跟
耻骨远离锁骨

3收后背

2沉肩

1手脚拮抗

4大腿面下压

图 3.9

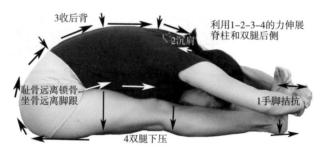

3收后背

利用1-2-3-4的力伸展
脊柱和双腿后侧

2沉肩

耻骨远离锁骨
坐骨远离脚跟

1手脚拮抗

4双腿下压

图 3.10

四、常见问题和解决办法

（一）躯干折叠不下去，腿伸不直，含胸驼背，耸肩

原因分析：腹股沟僵紧，腿后侧柔韧性不够。

解决办法：

1. 利用辅具降低体式折叠的幅度。在手下垫高（图 3.11），或在脚上套伸展带（图 3.12），增加手臂长度，来保持后背凹陷，躯干前侧伸展。

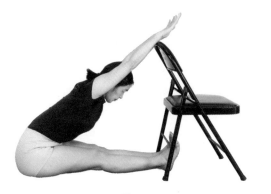
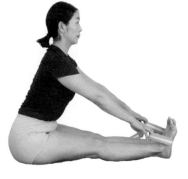

图 3.11   图 3.12

2. 作为修复体式时，如果头落不到腿上，可以在前额下垫支撑物（图 3.13、图 3.14）。

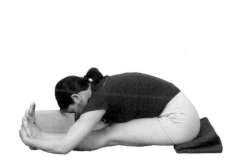
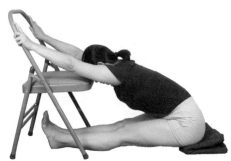

图 3.13   图 3.14

3. 生理期、高血压患者或身体虚弱者，可以在头和躯干前侧垫支撑物（图 3.15）。

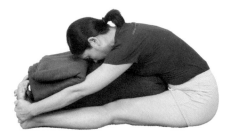

图 3.15

（二）身体松垮，力的贯穿不够

原因分析：大腿、后背和腰腹肌肉发力不够，双腿和躯干没有充分伸展。

解决办法：坐骨和脚跟彼此远离，耻骨和锁骨彼此远离。腹股沟深陷切向坐骨。

五、体式功效

- 消除腿部和髋部的紧张，打开腿后侧的腘绳肌，缓解坐骨神经痛。
- 强健后背肌肉，缓解背部疼痛。
- 强化并按摩腹部器官，帮助消化。
- 放松冷却大脑，舒缓神经，释放压力，提高人体免疫力。

六、特别提示

- 生理期、高血压，身体虚弱，或有其他身体和头脑不适者，在头下垫支撑物。
- 有椎间盘突出等腰椎问题者，停留在增延脊柱前屈，不要深入。

第三节　单腿头碰膝式（Janu Sirsasana）

一、体式类别

坐姿 + 前屈

二、体式步骤和要点

（一）准备体式

手杖式

（二）进入体式

1. 右手抓握右膝关节内侧，拉动右腿屈膝向右，让右脚掌贴靠在左大腿内侧，脚跟靠近会阴（图 3.16）。

注意事项：可在直腿侧坐骨下垫毛毯，保证两个坐骨均匀压地。

2. 吸气，伸展双臂成上举，掌心相对（图 3.17）。

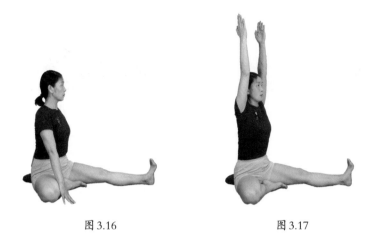

图 3.16　　　　　　　　　　　　　图 3.17

注意事项：手臂上举要能连接到侧腰的伸展。如果手臂伸不直，在手腕处套伸展带。

（1）为了克服身体倒向左侧，有意识地减轻左坐骨的压力，从身体内部提左坐骨向上。

（2）手臂拉动躯干充分向上伸展，手臂和侧腰在一条垂线上。

（3）肩下沉，双耳远离双肩，释放肩颈空间。

（4）腹部向后找向脊柱，前腰线贴靠向后腰线，预防塌腰。

3. 保持背部凹陷，呼气，从腹股沟折叠躯干向前。双手抓住脚掌两侧（图 3.18）。

（1）左腿有力压向地板，右腿保持被动。

（2）腹部的右侧转向左侧，让肚脐正对前方。

（3）手脚拮抗，凹陷背部，伸展腹部，提起胸腔。

（4）肱骨头内收，以稳定肩关节，拓宽后肋，释放肩颈空间。

（5）用呼吸柔软放松下腰背，从意念上让脊柱周围肌肉横向扩展，在躯干纵向伸展的同时，保持横向的拓宽。

4. 呼气，屈肘，拉动躯干从腹股沟深入向前，依次把腹部、胸腔落在大腿面上，最后落额头在左腿胫骨上。左手抓握右手手腕（图 3.19）。

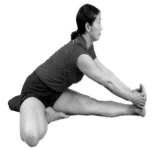
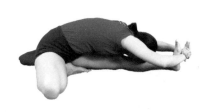

图 3.18   图 3.19

（1）依靠手脚的拮抗力，伸展右侧腰向前。左外腹股沟向后拉，伸展左侧腰线，让躯干前后左右均等伸展向前。

（2）进入体式后，用呼吸去放松身体的僵紧，使伸展安全稳定，恰如其分。

5.面部、喉咙放松，呼吸放松。

（三）出体式

呼气，松开手，释放右腿，回到手杖式。

（四）换反侧练习

略

三、体式平衡结构图（图 3.20）

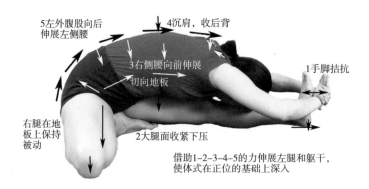

5左外腹股向后
伸展左侧腰

4沉肩，收后背

3右侧腰向前伸展
切向地板

1手脚拮抗

右腿在地
板上保持
被动

2大腿面收紧下压

借助1-2-3-4-5的力伸展左腿和躯干，
使体式在正位的基础上深入

图 3.20

四、常见问题和解决办法

（一）含胸弓背，腿伸不直，屈膝腿的膝盖落不下去

原因分析：腹股沟僵紧，腿后侧柔韧性不够。

1.借助辅具降低难度。垫高臀部解决腿伸不直的问题，垫高屈膝腿的膝盖使其有支撑。拉伸展带增加手臂的长度，解决含胸弓背的问题（图3.21）。

2.手撑在高的支撑物上，降低躯干下落的幅度，来保持体式的正位。额头下有支撑更能释放身体和头脑的紧张（图3.22）。

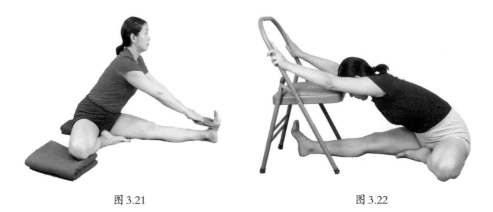

图 3.21 　　　　　　　　　　　　　　　　图 3.22

（二）后背倾斜

原因分析：屈腿侧的侧腰转向地面不够。

解决办法：双人辅助（图3.23）。

辅助者站在习练者的后方，一手把习练者腹部从屈腿侧转向直腿侧；同时，屈腿侧的膝关节抵住习练者同侧骶骨向前轻推并旋向地面，另一只手则轻推同侧肋腔向前向下，帮助习练者躯干正位。

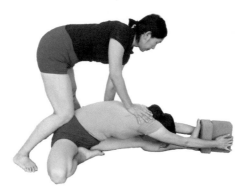

图 3.23

五、体式功效

- 同加强背部伸展式的功效（见 P120）。
- 灵活髋关节，缓解下腰背问题。
- 学习在不对称体式中创造身体和头脑的对位。

六、特别提示

同加强背部伸展式（见 P120）。

第四节　半英雄头碰膝式（Trianga Mukhaikapada Paschimottanasana）

一、体式类别

坐姿 + 前屈

二、体式步骤和要点

（一）准备体式

手杖式

（二）进入体式

1. 屈右腿成英雄坐的结构。右小腿和右脚掌的内侧紧贴右大腿外侧伸展向后。脚趾朝向正后方，脚踝内外侧同等伸展，小脚趾要贴地（图 3.24）。

（1）在左臀下方垫毛毯。毛毯高度让两大腿面等高，收骶骨，骨盆保持中正。

（2）右腿胫骨推地，让小腿外侧切向地板。右大腿外旋，右膝关节内侧上提，让大腿面朝上，膝关节正位。

（3）两手撑在臀部两侧，依靠手指和坐骨推地的力，提起下背部，伸展腹部、胸腔向上。

（4）左腿保持手杖式的力不变。

2. 保持双腿和坐骨的下压，吸气，伸展双臂成上举，掌心相对（图 3.25）。

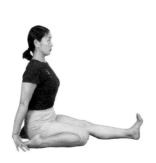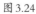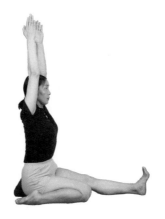

| 图 3.24 | 图 3.25 |

（1）右侧坐骨保持沉重。

（2）肩下沉，肩胛骨和腹部横隔内收向脊柱，让手臂和侧腰在一条垂线上。

3. 保持背部凹陷，呼气，从腹股沟处折叠躯干向前。双手抓住脚掌两侧（图 3.26）。

（1）为了防止身体向左侧倾倒，有意识地让左坐骨变轻来克服。

（2）伸直手臂，利用手脚拮抗的力，伸展脊柱，上提胸腔，展宽锁骨，凹陷背部。

（3）沉肩，释放肩颈空间。

4. 呼气，屈肘向两侧，拉动躯干从腹股沟进一步伸展向前，依次把腹部、胸腔和额头落在左腿前侧（图 3.27）。

（1）用呼吸释放下腰背，更多伸展躯干前侧。

（2）放松呼吸，小心调适肌肉张力，找到收紧和放松的平衡点。

5. 面部、喉咙放松，呼吸放松。

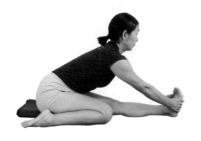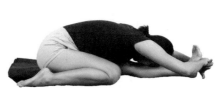

| 图 3.26 | 图 3.27 |

（三）出体式

1. 吸气，抬起头和胸腔，回到躯干垂直地板。

2. 呼气，松开右腿，回到手杖式。

（四）换反侧练习

略

三、体式平衡结构图（图3.28）

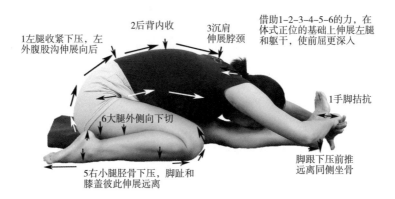

2后背内收
3沉肩伸展脖颈
1左腿收紧下压，左外腹股沟伸展向后
借助1-2-3-4-5-6的力，在体式正位的基础上伸展左腿和躯干，使前屈更深入
1手脚拮抗
6大腿外侧向下切
脚跟下压前推远离同侧坐骨
5右小腿胫骨下压，脚趾和膝盖彼此伸展远离

图3.28

四、常见问题和解决办法

（一）含胸弓背，腿伸不直

原因分析：臀腿后侧伸展性不够。

解决办法：手拉套在脚上的伸展带，加长手臂的长度，挺直后背。

（二）屈腿膝盖疼

原因分析：脚踝前侧、腹股沟、大腿面和臀部僵紧。

解决办法：在臀下、脚踝前侧垫支撑物，减少脚踝和大腿面的伸展性。在膝窝塞毛巾卷，创造膝窝的空间。

（三）重心倒向直腿侧

原因分析：身体和头脑的觉知力

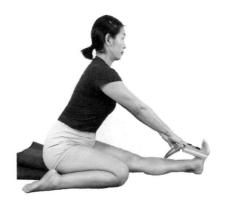

图3.29

不够。

解决办法： 垫高直腿侧的臀部。在前屈时，有意识下压屈腿侧坐骨，上提直腿侧的坐骨，同时把直腿侧的坐骨向后伸展（图 3.29）。

五、体式功效

- 改善足弓塌陷，缓解踝关节和膝关节僵紧。
- 消除腿部和髋部的紧张，缓解坐骨神经痛。
- 强健后背肌肉，缓解背部疼痛。
- 强化并按摩腹部器官，帮助消化。
- 促进盆腔血液循环，有利于盆腔器官健康。
- 放松冷却大脑，舒缓神经，释放压力。

六、特别提示

- 生理期、身体虚弱或精神紧张的习练者额头下垫支撑物（图 3.30）。

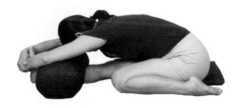

图 3.30

- 有腰椎间盘突出、滑脱或其他下腰背问题者，保持在延展脊柱阶段（图 3.29），不要深入。

第五节 圣哲玛里琪 I 式准备式一
（Parivrtta Marichyasana I）

一、体式类别

坐姿 + 扭转

二、体式步骤和要点

（一）准备体式

手杖式

（二）进入体式

1.屈右膝，右脚踩地，脚跟靠向会阴或右坐骨，脚掌内侧贴靠左腿，脚趾朝前；双手抱膝，借助手臂和腿的拮抗力挺直后背（图3.31）。

（1）右脚掌内侧压地，膝盖朝前。

（2）从内在提左坐骨向上，让右坐骨变沉重。

（3）左腿保持手杖式的力。

2.屈右臂，肘关节卡在右膝的内侧，左手五指碗状撑在尾骨或右坐骨后方。

3.躯干骨盆沿脊柱逆时针转动，转动时保持躯干垂直向上伸展，最后转头，看向左肩的方向（图3.32）。

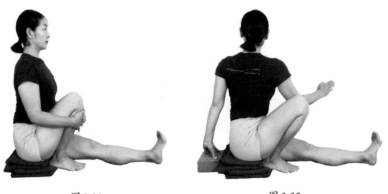

图3.31　　　　　　　　　　　图3.32

（1）左腿压地，脚跟前推；右脚内侧压实地板，右膝向内和右肘对抗，稳定根基。

（2）扭转从骨盆内壁开始，自下而上，转腹部，转胸腔，转肩，最后转头。

（3）右脚掌内侧压地越多，右内腹股沟越柔软，扭转越深入。

（4）右坐骨伸展向后，避免扭转时右臀向前跑，丢失根基的正位。

4.面部、喉咙放松，呼吸放松。

（三）出体式

1.呼气，身体转回。

2.伸展右腿，回到手杖式。

（四）换反侧练习

略

三、体式平衡结构图（图 3.33）

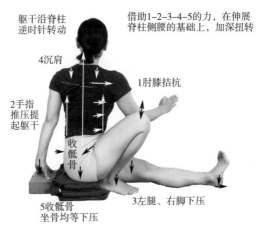

躯干沿脊柱
逆时针转动

4沉肩

借助1-2-3-4-5的力，在伸展
脊柱侧腰的基础上，加深扭转

1肘膝拮抗

2手指
推压提
起躯干

收
骶
骨

5收骶骨
坐骨均等下压

3左腿、右脚下压

图 3.33

四、常见问题和解决办法

（一）含胸弓背，躯干不能伸展

原因分析：腿后侧伸展性不足。

解决办法：坐在椅子上练习，或臀下垫高，直至脊柱能够伸展，下背部
凹陷。臀部坐在椅子面上折叠的毛毯上，让脚跟放在椅子面上，抱膝伸展脊
柱（图 3.34）。然后（参照图 3.32）把右肘卡在右膝内侧，左手抓握椅背，按
照上边要领进入扭转（图 3.35）。

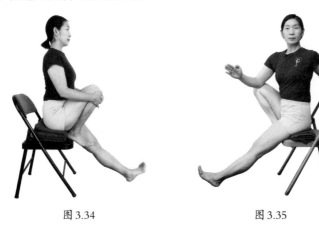

图 3.34   图 3.35

（二）力量松散，不集中

原因分析：身体和头脑觉知力不够，没有找到身体内在力的伸展。

解决办法：伸直腿脚蹬墙启动腿部肌肉，稳定根基。屈膝腿，脚掌内侧推压地板，大腿外侧推向大腿内侧和肘关节抬抗。让脊柱先伸展再扭转。

（三）根基错位

原因分析：屈膝腿，坐骨没有压实，随着身体的转动向前移动。

解决办法：在转动时，让伸直腿的能量流动从坐骨去向脚跟，屈膝腿的能量流动从脚到坐骨，腹股沟向后切。

五、体式功效

- 释放下背部僵紧，缓解下背部疼痛。
- 按摩腹部器官，增强消化功能。
- 强健脊柱和后背肌肉。
- 激活脊神经。

六、特别提示

- 这是个开放性扭转体式，对腹部器官没有挤压，适合生理期和下腹部有炎症者练习。
- 不要利用肩和头的杠杆作用过分扭转。

第六节　圣哲玛里琪Ⅰ式准备式二
（Adho Mukha Marichyasana Ⅰ）

一、体式类别

坐姿 + 前屈

二、体式步骤和要点

（一）准备体式

手杖式

（二）进入体式

1. 同准备式一扭转式的步骤 1（图 3.31）。

2. 吸气，两臂上举，掌心相对，指尖朝向天花板。呼气，从左前腹股沟折叠骨盆和躯干向前，两手抓住左脚掌两侧，右大腿内侧紧贴右侧腰，进入延展脊柱的前屈（图 3.36）。

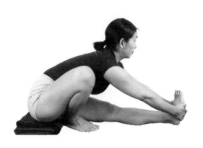

图 3.36

（1）伸直手臂，保持肩胛骨前推的力。

（2）手脚拮抗，再次伸展躯干，凹陷背部，提起胸腔。

（3）用呼吸释放下腰背，横向拓宽骶髂区域的空间。

3. 呼气，向两侧屈肘，拉动躯干深入向前。依次把下腹部、上腹部、胸腔和额头落在左腿前侧，右手抓握左手腕（图 3.37）。

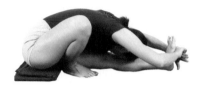

图 3.37

（1）右坐骨前推，左坐骨向后拉，让两坐骨前后对齐，两侧腰等长伸展。

（2）右坐骨保持沉重，让左右坐骨均等压地。

4. 面部、喉咙放松，呼吸放松。

（三）出体式

1. 吸气，抬起头和胸腔，松开双手回到躯干直立。

2. 伸直右腿，回到手杖式。

（四）换反侧练习

略

三、体式平衡结构图（图 3.38）

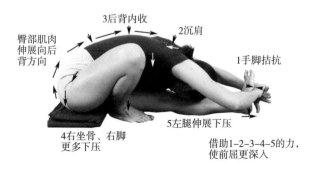

图 3.38

四、常见问题和解决办法

（一）含胸弓背，腿伸不直

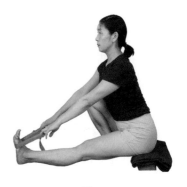

图 3.39

原因分析：腿后侧的伸展性不够，腹股沟僵紧。

解决办法：同单腿头到膝。减小深入的幅度，拉伸展带回到增延脊柱的前屈（图 3.39）。或像单腿头到膝一样手推椅子，把额头放在椅面上（见图 3.22）。

（二）重心倒向直腿侧

原因分析：腹股沟僵紧，同侧的侧腰没有充分向前伸展。

解决办法：有意识下压屈腿侧坐骨，上提直腿侧的坐骨；把直腿侧的腹股沟有力向后伸展，把屈腿侧的侧腰向前伸展，保持后背水平。

五、体式功效

同单腿头到膝式的功效（见 P124）。

六、特别提示

同加强背部伸展式（见 P120）。

第七节　圣哲玛里琪 I 式（Marichyasana I）

一、体式类别

坐姿 + 前屈

二、体式步骤和要点

（一）准备体式

手杖式—圣哲玛里琪 I 式准备式一

（二）进入体式（以屈左腿为例）

1. 左后腰线切向左大腿内侧。左臂内旋从内向外环扣住左腿，转右肩向后，左手在背后抓住右手腕（图 3.40）。

2.呼气，躯干顺时针转动向前向下落，保持背部凹陷，落额头在右小腿胫骨上（图 3.41）。

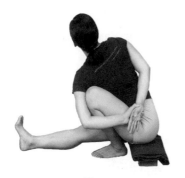
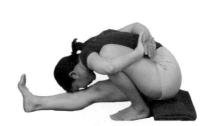

图 3.40   图 3.41

（1）左脚内侧压实地板，左腿内侧紧贴向左侧腰，左外腹股沟切向地板。

（2）右坐骨下压，右侧腰旋向下，左侧腰上提，让后背朝上。

（3）收后背，拉长躯干前侧耻骨到锁骨的距离。

3.面部、喉咙放松，呼吸放松。

（三）出体式

1.吸气抬头，松开双手，躯干回到垂直。

2.伸直左腿，回到手杖式。

（四）换反侧练习

略

三、体式平衡结构图（图 3.42）

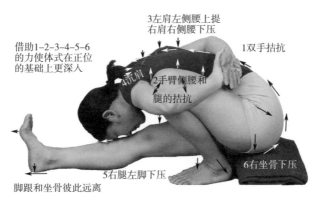

3左肩左侧腰上提
右肩右侧腰下压

借助1-2-3-4-5-6
的力使体式在正位
的基础上更深入

1双手拮抗

4沉肩

2手臂侧腰和
腿的拮抗

5右腿左脚下压

6右坐骨下压

脚跟和坐骨彼此远离

图 3.42

四、常见问题和解决办法

（一）抓不住手腕

原因分析：髋关节、腹股沟和躯干僵紧。

解决办法：在墙边，借助推墙的力加深扭转（图 3.43），或借助伸展带加长手臂（图 3.44）。

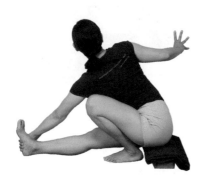 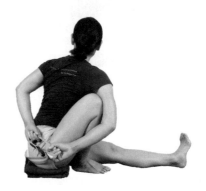

图 3.43   图 3.44

（二）含胸弓背，或后背一侧高一侧低

原因分析：腿后侧伸展性不足，肩关节僵紧。

解决办法：回到准备式一和二的练习。

五、体式功效

- 同单腿头碰膝的功效（见 P124）。
- 灵活肩关节，缓解肩颈问题。

六、特别提示

注意不要过分推直腿的膝关节向下，避免膝关节超伸。

第八节　简易圣哲玛里琪Ⅲ式（Marichyasana Ⅲ）

一、体式类别

坐姿 + 扭转

二、体式步骤和要点

（一）准备体式

手杖式

（二）进入体式（以左转为例）

1. 同圣哲玛里琪Ⅰ式准备式一的步骤（图 3.31）。

2. 屈左臂，肘关节卡在右膝的外侧。右手五指碗状撑在尾骨或左坐骨后方。利用左肘右膝拮抗的力和右手推地的力，让躯干沿脊柱顺时针转动（图 3.45）。要领同圣哲玛里琪Ⅰ式准备式一。

3. 面部、喉咙放松，呼吸放松。

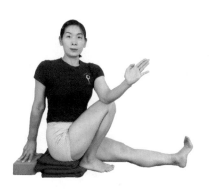

图 3.45

（三）出体式

1. 呼气，身体转回。

2. 伸直右腿，回到手杖式。

（四）换反侧练习

略

三、体式平衡结构图（图 3.46）

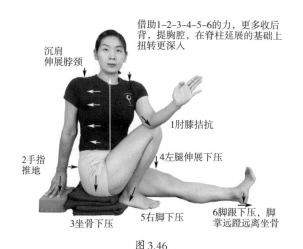

借助1-2-3-4-5-6的力，更多收后背，提胸腔，在脊柱延展的基础上扭转更深入

沉肩
伸展脖颈

1肘膝拮抗

2手指推地

4左腿伸展下压

3坐骨下压

5右脚下压

6脚跟下压，脚掌远蹬远离坐骨

图 3.46

四、常见问题和解决办法

（一）含胸弓背坐不直

原因分析：身体僵紧。

解决办法：

1.借助辅具垫高臀部，直到挺直后背（图 3.47）。

2.小臂从下方环抱右腿（图 3.48）。

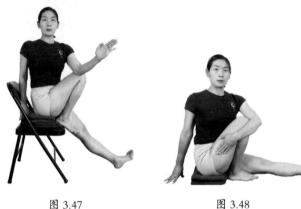

图 3.47   图 3.48

（二）两坐骨一前一后

原因分析：扭转时，根基不稳发生偏转。

解决办法：在扭转时，加强两坐骨发力的感受，屈膝腿侧的坐骨压地向前推，直腿侧的坐骨压地向后拉。

五、体式功效

同圣哲玛里琪Ⅰ准备式一的功效。

六、特别提示

这是关闭性扭转体式，不适合生理期和有下腹部问题的习练者练习。可以用同圣哲玛里琪Ⅰ准备式一替代。

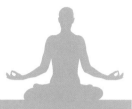

第二章　坐角式及其发展体式

第一节　坐角式（Upavistha Konasana）

一、体式类别

坐姿 + 脊柱自然顺位伸展

二、体式步骤和要点

（一）准备体式

手杖式

（二）进入体式

1. 双腿依次向两侧打开，准确坐在坐骨上，身体重量均衡分配在两侧臀部。双手指尖朝前，碗状支撑在臀部后侧，挺直后背（图 3.49）。

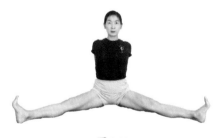

图 3.49

> **注意事项**：①两腿打开的角度，一般是臀部坐在垫子后侧边缘，两脚跟在垫子的前边缘。②腿正位的参照点：两点等高（膝盖内侧和外侧与地面等高）；四点一线（二三脚趾中点、踝中点、膝中点、大腿面上端中点），对向天花板。

（1）双脚脚跟中点压地，脚趾回勾，朝向天花板，大脚球向远推。

（2）大腿后侧、膝后侧和小腿后侧压向地板。

（3）内腹股沟的三个力（底端压向地板，中点伸展去向足弓，上端提向天花板）能帮助大腿稳定和正位，同时也能帮助脊柱和躯干更好上提。

（4）收骶髂，收腹部横隔，肋腔远离骨盆。

（5）旋肩向后，沉肩向下，伸展脖颈，两耳远离双肩。

2.头部中正，目视前方。

3.面部、喉咙放松，呼吸放松。

（三）出体式

依次收回双腿，回到手杖式。

三、体式平衡结构图（图3.50）

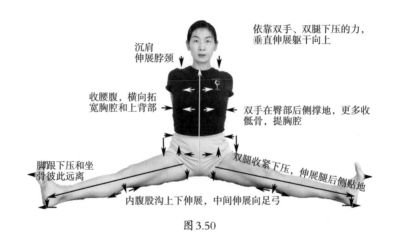

图3.50

四、常见问题和解决办法

（一）含胸弓背，腿伸不直，不正位

原因分析：腿后侧的肌肉韧带伸展性差，髋关节僵紧。

解决办法：臀部下方垫高，直到能够提起下背部，伸展脊柱。

（二）塌腰撅臀

原因分析：身体柔韧性好，但没有被合理约束。

解决办法：靠墙练习。收尾骨，收腹部横隔，让骶髂和背部区域贴向墙。

五、体式功效

- 缓解下肢和髋关节僵紧，有助于坐骨神经痛和髋关节炎的恢复。
- 减轻下肢承重，有利于下肢关节的修复放松。
- 强健后背肌肉，建立良好的身体形态。
- 打开胸腔，改善呼吸功能。
- 横向展开下腹部，释放盆腔空间，有助于盆腔器官的健康。

六、特别提示

腘绳肌拉伤、坐骨神经痛和髋关节炎修复期的习练者须谨慎练习，如出现疼痛加重，应立即出离体式。

第二节　坐角式手臂上举式
（Urdhva Hastha Upavistha Konasana）

一、体式类别

坐姿 + 脊柱自然顺位伸展

二、体式步骤和要点

（一）准备体式

手杖式—坐角式

（二）进入体式

1. 伸展两臂成上举，和躯干在一条垂线上，掌心相对（图 3.51）。

注意事项：①手臂上举，少了手的支撑辅助，需要双腿和坐骨更多下压以及更强的后背力量，来维持根基稳定、脊柱伸展。②两手大拇指相勾或十指交扣拉动身体的中心向上伸展更多（图 3.52）。

（1）保持坐角式的力。

（2）肱骨头内收，伸展手臂向上，让指尖去触碰天花板。

（3）肩膀下沉，拉动肱骨插入肩槽，释放肩颈空间。

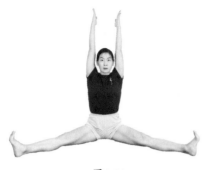

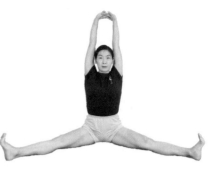

图 3.51　　　　　　　　　　　图 3.52

2.头部正直，目视前方。

3.面部、喉咙放松，呼吸放松。

（三）出体式

1.呼气，放下双臂，回到坐角式。

2.收回双腿，回到手杖式。

三、力的平衡结构图（图 3.53）

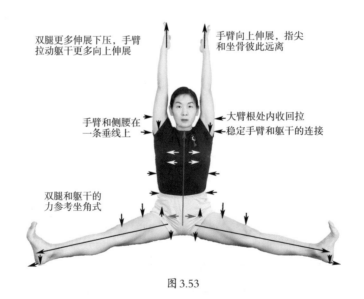

双腿更多伸展下压，手臂
拉动躯干更多向上伸展

手臂向上伸展，指尖
和坐骨彼此远离

手臂和侧腰在
一条垂线上

大臂根处内收回拉
稳定手臂和躯干的连接

双腿和躯干的
力参考坐角式

图 3.53

四、常见问题和解决办法

（一）骨盆后倾，含胸弓背

原因分析：腘绳肌附着在坐骨结节上，腘绳肌伸展性不足就会限制骨盆向前翻转，造成骨盆后倾、含胸驼背，无法伸展脊柱。

解决办法：臀部垫高，减少腘绳肌拉力，给脊柱带来更多自由的延展。

（二）骨盆前倾，塌腰撅臀

原因分析：身体关节太灵活，没有正确发力加以约束关节。

解决办法：靠墙练习。坐骨压实地板，收尾骨，收腹部横隔，展宽后肋，让骶髂关节、后背、枕骨和手臂去贴靠，让墙来教育身体。

（三）手臂不能充分伸展到和躯干在一条线上

原因分析：肩关节僵紧。

解决办法：借助辅具练习（图3.54、图3.55）。在手腕上套伸展带或双手夹砖来激活手臂。

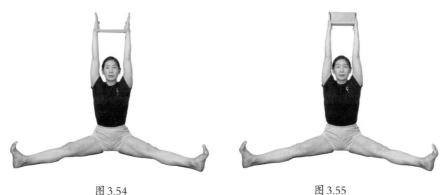

图3.54   图3.55

五、体式功效

- 同坐角式的功效（见P139）。
- 加强肩颈和上肢力量，提升能量，美化手臂线条。

六、注意事项

- 腘绳肌或腹股沟受伤、腰部受伤者需要谨慎练习。
- 高血压、心脏病患者不要长时间上举手臂。

第三节　面朝下坐角式
（Adho Mukha Upavistha Konasana）

一、体式类别

坐姿＋前屈

二、体式步骤和要点

（一）准备体式

手杖式—坐角式—坐角式手臂上举

（二）进入体式

1. 呼气，从腹股沟折叠躯干向前。两手勾握住大脚趾或两手抓握脚掌外侧（图3.56）。

> **注意事项**：如果手抓不到脚，在每只脚上套一条伸展带，用手抓住伸展带。

（1）旋肩向后，沉肩向下，拉长脖颈两侧。

（2）内收肩胛骨，提起前肋，拓宽后肋，进一步打开上提胸腔。

（3）脚跟和坐骨彼此远离，耻骨和锁骨窝彼此远离。

2. 保持大腿推压地板的力和腰腹核心的力，伸展着躯干前侧，继续从腹股沟折叠躯干向前，最后把额头落在地板上（图3.57）。

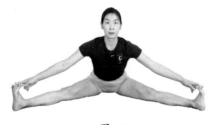
图3.56

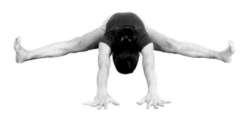
图3.57

> **注意事项**：额头落不到地板的习练者，在额头下垫支撑物。

（1）体式中，不断伸展双腿下压推地，收背部，伸展躯干前侧和双腿后侧。

（2）依靠双腿稳定有力下压，来保持体式的安全和深入。

3. 面部、喉咙放松，呼吸放松。

（三）出体式

1. 保持大腿下压，手向后走，回到坐角式。

2. 收回双腿，回到手杖式。

三、体式平衡结构图（图 3.58）

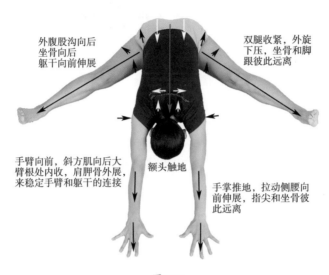

外腹股沟向后
坐骨向后
躯干向前伸展

双腿收紧，外旋
下压，坐骨和脚
跟彼此远离

手臂向前，斜方肌向后大
臂根处内收，肩胛骨外展，
来稳定手臂和躯干的连接

额头触地

手掌推地，拉动侧腰向
前伸展，指尖和坐骨彼
此远离

图 3.58

四、常见问题和解决办法

（一）含胸弓背，没有从腹股沟进入前屈

原因分析：髋关节僵紧，臀腿后侧伸展性不足。多发生在身体僵紧的习练者身上。

解决办法：

1. 借助辅具来减少深入的幅度，找到躯干的伸展和体式的正位（图 3.59、图 3.60）。额头放在椅子面上，在伸展身体的同时，能更好地放松身体和头脑。

2. 双人互助（图 3.61）。辅助者两脚一前一后站在习练者前侧，习练者十指交扣抱住辅助者的后脚踝。辅

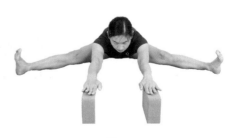

图 3.59

助者虎口压住习练者双侧腹股沟，外旋下压，后脚跟下压拉动习练者躯干向前向下。

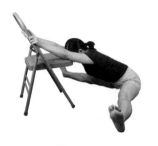
图 3.60

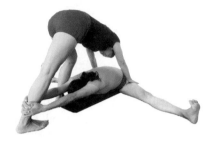
图 3.61

（二）双腿不正位，内旋或外旋

原因分析：觉知力不够，或关节僵紧。

解决办法：在臀部下方垫高，减小体式幅度，以调整双腿正位，发展腿部的伸展性，培养头脑的感知力。

五、体式功效

- 同坐角式的功效（见 P139）。
- 强化腹腔的器官，促进消化。
- 让心脏和大脑处于一种休息的状态，镇静神经系统，获得身体和头脑的放松。
- 带来宽容和谦卑，获得内在的平静。

六、特别提示

- 生理期的习练者，停留在手抓脚趾延展脊柱这一步，不做深入。
- 身体疲劳虚弱、精神紧张，以及有慢性病的习练者，可以在深入时在胸腹腔下垫毛毯卷或抱枕，来修复身心（图 3.62）。

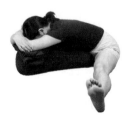
图 3.62

第四节　侧向面朝下坐角式
（Parsva Adhomukha Upavistha Konasana）

坐姿 + 扭转 + 前屈

手杖式—坐角式—坐角式手臂上举

1. 保持根基稳定，躯干转向左。右手落在骨盆前侧，左手落在骨盆后侧，十指撑地。吸气，伸展脊柱；呼气，向左转腹部，转胸腔，转肩，转头（图3.63）。

（1）双腿能量流动：右腿从右脚跟去向右坐骨，左腿从左坐骨去向左脚跟。

（2）右内腹股沟底端压向地板，左内腹股沟上端提向天花板。

（3）扭转从骨盆内壁、脊柱的底端开始。躯干的左侧边缘旋向后，右侧边缘旋向前。

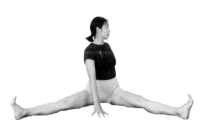

图 3.63

2. 呼气，从左侧腹股沟折叠躯干向左，右手抓握左脚外侧，左手在左大腿外侧撑地，收后背，伸展躯干继续左转（图3.64）。

（1）两坐骨压实地板，不要让右坐骨变轻。

（2）伸直右臂，提起躯干，凹陷背部，转腹部和胸腔向左。

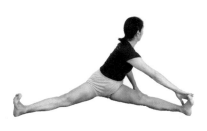

图 3.64

3. 屈右肘拉动躯干向前向下，左手抓握左脚内侧，落腹部、胸腔、额头在左腿上（图3.65）。

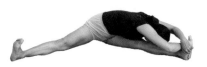

图 3.65

（1）左外腹股沟向后，让两侧腰均等伸展。

（2）躯干越向左伸展，越要保持右腿伸展压地和右坐骨的沉重。

4.面部、喉咙放松，呼吸放松。

（三）出体式

1.呼气，松开双手，回到坐角式。

2.双腿收回，回到手杖式。

（四）换反侧练习

略

三、体式平衡结构图（图3.66）

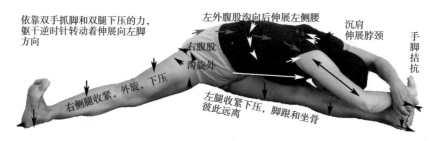

图3.66

四、常见问题和解决办法

（一）含胸弓背，手抓不到脚

原因分析：髋关节僵紧，臀腿后侧伸展性不够。

解决办法：手拉伸展带，降低难度，做延展脊柱的伸展（图3.67）。

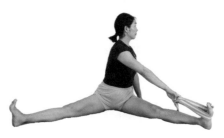

图3.67

（二）双腿丢失正位结构，两侧腰不等长

原因分析：头脑觉知力对肌肉的控制力不足。

先练习坐角式，以及坐角式手臂上举/扭转/前屈，来感知体式结构和身体肌肉的发力，慢慢再深入。

双人辅助：参考单腿头到膝中图3.23的方法（见P123）。

五、体式功效

- 同坐角式的功效（见P139）。
- 按摩腹腔器官，促进消化，改善胀气等因消化不良产生的问题。
- 从心理层面，前屈向下可以带来谦卑、宽容和释怀的心态。

六、特别提示

- 生理期的习练者不深入，停留在手抓脚掌外侧的延展脊柱前屈。
- 有腰椎间盘突出、滑脱和下背部其他问题的习练者，慎重练习。

第五节　侧坐角式（Uttita Parsva Upavistha Konasana）

一、体式类别

坐姿 + 扭转 + 侧屈

二、体式步骤及要点

（一）准备体式

山式—坐角式—坐角式手臂上举

（二）进入体式（以左侧为例）

1. 保持根基稳定，躯干转向右。左手落在骨盆前侧，右手落在骨盆后侧，十指撑地。吸气，伸展脊柱；呼气，向右转腹部，转胸腔，转肩，转头（图3.68）。

（1）双腿能量流动：左腿从左脚跟去向左坐骨，右腿从右坐骨去向右脚跟。

（2）左内腹股沟底端压向地板，右内腹股沟上端提向天花板。

（3）扭转从骨盆内壁、脊柱的底端开始。躯干的右侧边缘旋向后，左侧边缘旋向前。

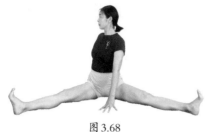

图 3.68

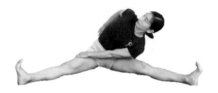

图 3.69

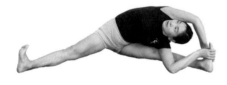

图 3.70

2. 保持躯干右转，右手背后叉腰，左手抓握右大腿，躯干从左腹股沟折叠进入左侧屈，让左后腰线伸展着切向左腿内侧（图 3.69）。

3. 左肘落地，左臂外旋，掌心向上向后抓握左脚掌内侧。让躯干左侧伸展着向下更多。右臂伸展过头，右手从左脚外侧抓握左脚（图 3.70）。

（1）躯干顺时针转动，左侧腰向前，右侧腰向后。

（2）左肩胛骨向前推向左胸腔，右胸腔旋向后背方向，充分打开并上提胸腔。

（3）右肋推向左肋，拉长左腹股沟到左腋窝的距离，伸展拉长左侧腰。

（4）依靠双腿下压和双手拉动右脚的力，再次伸展脊柱，转腹部胸腔向天花板。

（5）轻柔转动颈椎向上看。

4. 面部、喉咙放松，呼吸放松。

（三）出体式

1. 呼气，松开双手，回到坐角式。

2. 收回双腿，回到手杖式。

（四）换反侧练习

略

三、体式平衡结构图（图 3.71）

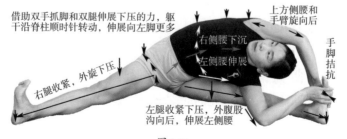

借助双手抓脚和双腿伸展下压的力，躯干沿脊柱顺时针转动，伸展向左脚更多

上方侧腰和手臂旋向后

右侧腰下沉

左侧腰伸展

手脚拮抗

右腿收紧，外旋下压

左腿收紧下压，外腹股沟向后，伸展左侧腰

图 3.71

四、常见问题和解决办法

含胸弓背，身体向侧下不去

原因分析：髋关节和下肢僵紧。

解决办法：借助椅子降低难度（图 3.72）。借助手和椅子的拮抗力加深扭转（图 3.73）。

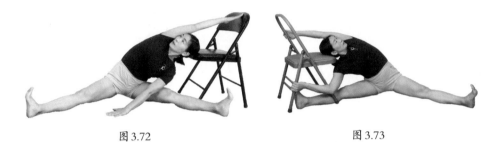

图 3.72   图 3.73

五、体式功效

- 同坐角式的功效（见 P139）。
- 侧屈扭转可以强化脊柱，维持脊柱健康。

六、特别提示

颈椎有问题和生理期的习练者，在头下加垫支撑物（图 3.72、图 3.73）。

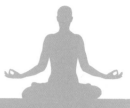

第三章　简易坐及其发展体式

第一节　简易坐（Svastikasana）

一、体式类别

坐姿＋脊柱自然顺位伸展

二、体式步骤与要点

（一）准备体式

手杖式

（二）进入体式

1. 依次弯曲双腿，把脚放在对侧膝关节下方。准确坐在坐骨上，身体重量均等分布在两侧臀部，保持着肩前侧的展开，双手合十于胸前（图3.74）。

（1）小腿在胫骨中点交叉，双膝不能高于髂前上棘。

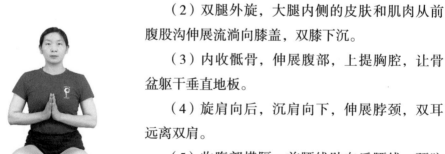

图3.74

（2）双腿外旋，大腿内侧的皮肤和肌肉从前腹股沟伸展流淌向膝盖，双膝下沉。

（3）内收骶骨，伸展腹部，上提胸腔，让骨盆躯干垂直地板。

（4）旋肩向后，沉肩向下，伸展脖颈，双耳远离双肩。

（5）收腹部横隔，前腰线贴向后腰线，预防塌腰。

（6）手掌的皮肤从掌根到指尖完全贴合伸展。

（7）大臂肌肉和皮肤拉向手肘。

2. 头中正，目视前方。

3. 面部、喉咙放松，呼吸放松。

（三）出体式

松开双手，解开双腿，回到手杖式。

（四）换反侧练习

略

三、体式平衡结构图（图 3.75）

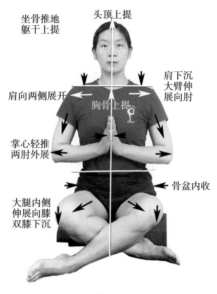

头顶上提

坐骨推地
躯干上提

肩下沉
大臂伸
展向肘

肩向两侧展开

胸骨上提

掌心轻推
两肘外展

骨盆内收

大腿内侧
伸展向膝
双膝下沉

图 3.75

四、常见问题和解决办法

（一）膝盖过高，骨盆后倾，含胸弓背

原因分析：髋关节僵紧。

解决办法：

1. 借助辅具垫高臀部，直到臀部能坐到坐骨尖上，骨盆垂直，躯干伸展。

2. 平时加强髋关节灵活性练习，比如束角式、坐角式、蜥蜴式、蛙式等。

（二）塌腰撅臀

原因分析：髋关节太灵活，没有内收腹部和横隔，造成腰椎前突。

解决办法：靠墙练习，让墙来教育身体，培养身体的本体感觉和头脑的觉知力。

五、体式功效

- 灵活髋关节，消除髋关节僵紧。
- 强健后背肌肉力量，缓解背部疼痛。
- 培养头脑的专注力。

六、特别提示

- 简易坐是练习调息法的基本姿势之一。考察髋关节的外旋能力。
- 用简易坐姿调息时，在臀部下方适当垫高，让脊柱伸展，髋关节放松，让头脑能专注在身心的放松和气息的流动上。
- 如果两膝不等高，在低的一侧小腿外垫支撑物。

第二节　简易坐山式
（Parvatasana in Svastikasana）

一、体式类别

坐姿 + 脊柱自然顺位伸展

二、体式步骤与要点

（一）准备体式

手杖式—简易坐

（二）进入体式

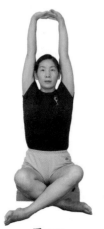

图 3.76

1. 保持简易坐的力不变，双手胸前十指交扣，翻掌向前，伸直手臂与地面平行，大拇指朝向地面。吸气，从大臂根处抬手臂向上至和侧腰在一条垂线上（图 3.76）。

（1）肱骨头内收，找到手臂和躯干的连接。让手臂的伸展带动侧腰和脊柱向上伸展。

（2）沉肩向下，让肱骨回插入肩槽，在充分伸展手臂的同时，释放肩颈空间。

（3）坐骨向下扎根和手掌根向上伸展，彼此远离。

2. 头中正，目视前方。

3. 面部、喉咙放松，呼吸放松。

（三）出体式

1. 呼气，放下手臂，回到简易坐。

2. 回到手杖式。

（四）交换双腿交盘和十指交扣的方向练习

略

三、体式平衡结构图（图 3.77）

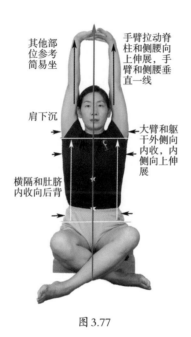

其他部位参考简易坐

手臂拉动脊柱和侧腰向上伸展，手臂和侧腰垂直一线

肩下沉

大臂和躯干外侧向内收，内侧向上伸展

横隔和肚脐内收向后背

图 3.77

四、常见问题和解决办法

（一）手臂举不到垂直

原因分析：肩颈僵紧。

解决办法：

1. 放宽两臂的间距，在手腕套伸展带或推砖（图 3.54、图 3.55）。

2. 平时多加强开肩练习（参考第一章第二节和第三节）。

（二）塌腰

原因分析：髋关节太灵活。

解决办法： 靠墙练习。让小拇指，手臂和肩外侧，背部和腰骶部去贴靠墙壁。

五、体式功效

- 同简易坐的功效（见 P152）。
- 灵活肩颈关节，改善肩颈肌肉僵紧等问题。
- 手臂上举，可以带动脊柱和侧腰向上伸展，提升身体能量。

六、特别提示

心脏病、高血压患者不宜长时间上举手臂。

第三节　简易坐扭转式
（Parivrtta Svastikasana）

一、体式类别

坐姿 + 扭转

二、体式步骤与要点

（一）准备体式

手杖式—简易坐

（二）进入体式（以左转为例）

1. 吸气，两臂上举，掌心相对，带动脊柱和侧腰向上伸展。

2. 保持身体结构不变，呼气落手，右掌根放在左膝外侧，左手放在骨盆的正后方或右臀后侧，手指撑地。

3. 借助右手推压左膝和左手推地的力，再次伸展脊柱和侧腰向上后，从骨盆内壁开始自下而上向左转。最后，从颈根轻柔转头看向左肩的方向（图 3.78）。

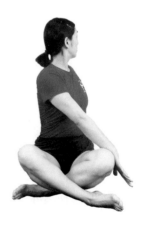

图 3.78

（1）两坐骨均匀推压地板。

（2）左内腹股沟上端用力上提，右内腹股沟下端用力下压，保证根基的稳定正位。

（3）转动轴垂直中正，两肩等高，两侧腰线等长。

（4）左前腰线旋向左后腰线，右后腰线旋向右前腰线。

3. 面部、喉咙放松，呼吸放松。

（三）出体式

1. 呼气，转正，回到简易坐。

2. 回到手杖式。

（四）换反侧练习

略

三、体式平衡结构图（图 3.79）

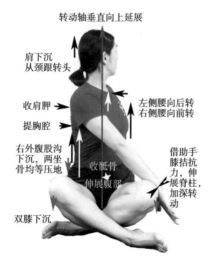

转动轴垂直向上延展

肩下沉
从颈跟转头

收肩胛

提胸腔

左侧腰向后转
右侧腰向前转

右外腹股沟
下沉，两坐
骨均等压地

收骶骨
伸展腹部

借助手
膝拮抗
力，伸
展脊柱，
加深转
动

双膝下沉

图 3.79

四、常见问题和解决办法

（一）重力偏向一侧坐骨，两坐骨和两膝盖前后错开

原因分析：根基不稳。

解决办法：自我矫正（以左转为例）。根据如下要点调整身体，增加内心感受。

（1）右外腹股沟向后向下压，左外腹股沟向前，保证右侧坐骨不变轻，不前移。

（2）右腿膝盖回收向右髋槽，左腿膝盖远离左髋槽。

（二）扭转轴（脊柱）没有充分伸展或不垂直

原因分析：髋关节僵紧或没有找到身体内在的支撑和伸展。

解决办法：在臀部下方垫高让脊柱能够充分伸展（图3.80）。利用坐骨推压地板、手推膝盖和地板的力，内收骶骨，伸展腹部，上提胸腔，从身体内部伸展脊柱和侧腰向上伸展。同时注意肋腔的横向拓宽，让内在空间充盈稳定。

（三）扭转不充分或错误扭转

原因分析：扭转从胸椎段开始，肩颈太用力。

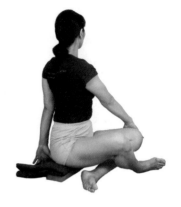

图3.80

解决办法：自我矫正，增加头脑对身体的觉知力。把注意力放在骨盆内壁和腰椎的扭转上，让颈椎、胸椎适当保持被动。

五、体式功效

- 同简易坐（见P152）。
- 让脊柱更加灵活有弹性，提升脊柱健康。
- 刺激脊神经，增强神经系统功能。
- 让背部肌肉恢复弹性，促进背部，特别是下背部的健康。
- 激活肋间肌，改善呼吸功能。
- 帮助消化，缓解便秘，帮助洁净身体。

六、特别提示

- 有严重椎间盘突出者不宜练习扭转体式。
- 正确的扭转使脊柱在旋转、挤压和伸展中得到放松；反之会导致脊柱、肩颈的损伤。
- 把专注力放在腰椎区域，始终保持意识专注、觉知敏锐。

第四节　简易坐侧屈式（Parsva Svastikasana）

一、体式类别

坐姿 + 侧伸展

二、体式步骤和要点

（一）准备体式

手杖式—简易坐

（二）进入体式（以右侧屈为例）

1. 吸气，伸展左侧手臂成上举，掌心向内，右手在右臀外侧撑地。呼气，从右外腹股沟开始，让躯干在额状面中向右侧伸展，进入右侧屈。最后，从颈根轻柔转头，眼睛从左大臂内侧看向天花板（图 3.81）。

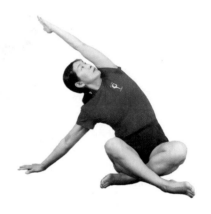

图 3.81

> **注意事项：** 如果臀下有支撑，在手下垫同等高度的支撑物，手的高度尽量不低于坐骨。

（1）随着躯干向右侧伸展，左侧坐骨更多下压向地板。

（2）右侧腰伸展着内收向脊柱，不能塌向地板。

（3）右肩胛和右侧腰旋向前，左侧腰和左胸腔旋向后，展开胸腔，侧屈在额状面中完成。

（4）找到左手指尖与左坐骨的连接，彼此伸展远离，不能丢失侧屈时的伸展。

（5）沉肩，释放肩颈空间。

2. 面部、喉咙放松，呼吸放松。

（三）出体式

1. 吸气，伸展着左臂和躯干回到简易坐。

2. 回到手杖式。

（四）换反侧练习

略

三、力的平衡结构图（图 3.82）

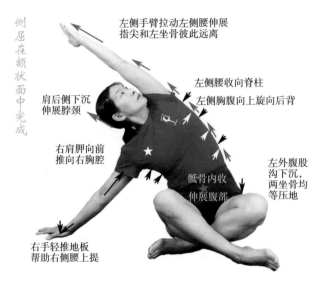

侧屈在额状面中完成

左侧手臂拉动左侧腰伸展
指尖和左坐骨彼此远离

左侧腰收向脊柱
左侧胸腹向上旋向后背

肩后侧下沉
伸展脖颈

右肩胛向前
推向右胸腔

骶骨内收
伸展腹部

左外腹股
沟下沉，
两坐骨均
等压地

右手轻推地板
帮助右侧腰上提

图 3.82

四、常见问题和解决办法

（一）重心倒向侧屈一侧，外侧坐骨变轻

原因分析：外侧坐骨向下扎根不够，这样会造成侧腰的伸展不充分。

解决办法：适当减小侧屈的幅度，把关注力放在外侧坐骨的下压上。

（二）含胸弓背或塌腰撅臀，伸展没在额状面中

原因分析：身体僵紧不能充分伸展，或身体太灵活没有正确发力来约束。

解决办法：

1. 侧屈时不要一味追求深入的幅度，要把关注力放在体式的正位上，体式正位才会获得体式带给身心的益处。身体僵紧的习练者垫高臀部，直到能提起下腰背，伸展脊柱。侧屈时伸展上提胸腔，并把胸腔旋向天花板方向。身体太灵活的习练者，注意约束腹部和横隔不要向前突，要适当向后收，伸展腰椎。

2. 靠墙练习。在侧屈时，习练者后背始终和墙保持接触，特别是下腰背要去找向墙壁。

五、体式功效

- 灵活脊柱及脊柱周围的肌肉，促进脊柱健康。
- 伸展打开肋间肌，增加胸廓的弹性，改善呼吸功能。
- 交替拉伸和收缩身体躯干两侧，帮助创造身体躯干两侧的平衡。

六、特别提示

- 颈椎有问题的习练者，目视前方，不用转头向上看。
- 有腰椎间盘突出和下背部问题的习练者，进入体式要更专注。

第五节　简易坐身印式（Adho Mukha Svastikasana）

一、体式分类

坐姿 + 前屈

二、体式步骤和要点

（一）准备体式

手杖式—简易坐

（二）进入体式

1. 保持着躯干前侧的伸展，从腹股沟处折叠躯干向前，双手落地同肩宽，向前伸展，依次落腹部、胸腔向下，最后额头触地（图3.83）。

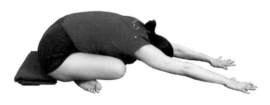

图3.83

（1）伴随呼气，不断内收后背，从耻骨到锁骨伸展躯干前侧。让坐骨和指尖彼此远离，纵向拉长身体。

（2）伸直手臂，锁住手肘，大臂内侧旋向脸颊的方向，横向拓宽肩颈后侧的空间。

（3）腹股沟柔软深陷，膝盖落向地板，横向拓宽下腹部。

2. 面部、喉咙放松，呼吸放松。

（三）出体式

1. 吸气，手推地，卷背回到简易坐。

2. 回到手杖式。

（四）换反侧练习

略

三、体式平衡结构图（图3.84）

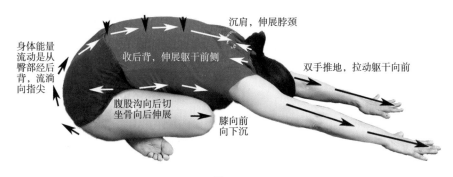

图 3.84

四、常见问题和解决办法

（一）含胸弓背

原因分析：髋关节僵紧。

解决办法：

1. 借助辅具，降低深入幅度，直到背部能够伸展向前（图3.85—图3.87）。

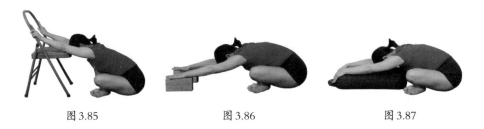

图 3.85   图 3.86   图 3.87

2. 双人辅助（图3.88）。辅助者前后弓步站在习练者体前，俯身，双手虎口张开，大拇指在内，卡压住习练者双侧腹股沟。习练者双手交扣抱住辅助者的后侧小腿。辅助者脚跟提起，向后调整到合适的距离，双手卡压习练者腹股沟向外展向下压，后腿脚跟下压，拉动习练者躯干向前伸展更多。

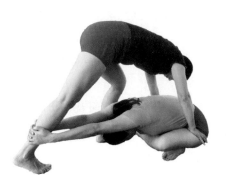

图 3.88

（1）习练者手的高度不能低于自身肩膀，否则拉伸不到侧腰。

（2）习练者保持呼吸柔软放松，被动跟随拉力向前伸展，不要对抗。

（二）脚踝外侧，或髋外侧、膝盖、下腰背疼痛

原因分析：髋关节太僵紧，大腿和臀部周围肌肉伸展性不够。

要学会区别疼痛的好坏，如果是肌肉伸展的酸痛，出体式后酸痛缓解的可以继续练习；如果是尖锐的疼痛，要立即停止练习，有可能是肌肉韧带的拉伤。

解决办法：降低动作幅度，或借助辅具安置好身体。

1. 垫高臀部，手推在砖或椅子等支撑物上，减轻髋关节的紧张和下腰背的疼痛（图 3.85、图 3.86）。

2. 如果脚踝硌得疼，在脚踝下垫软的支撑物。

3. 如果臀和大腿外侧疼，可以在大腿外侧垫支撑物，来放松双腿。

4. 如果膝盖有挤压疼，可以在膝窝垫柔软的毛巾卷来释放膝窝的空间。

注意事项：不要挣扎在体式中，这样会造成头脑和身体的对抗，容易受伤。先学会伸展，再逐步落身体向下。

五、体式功效

- 伸展髋关节周围的肌肉和韧带，灵活髋关节。
- 轻柔按摩腹部，强健腹部器官。
- 舒缓神经，放松冷却头脑，缓解精神疲劳。

六、特别提示

- 生理期、颈椎有问题，或身体虚弱的习练者，可在头下垫砖或其他支撑物。
- 患有髋关节炎或椎间盘突出在急性发作期不宜练习。

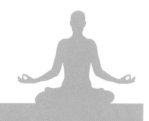

第四章 其他坐姿体式

第一节 束角式（Baddha Konasana）

一、体式类别

坐姿 + 脊柱自然顺位伸展

二、体式步骤和要点

（一）准备体式

手杖式

（二）进入体式

1. 依次弯曲双腿，让两脚掌贴合，脚跟靠近会阴。双手从脚掌下方穿过，十指交扣环抱前脚掌，也可撑在臀部两侧（图 3.89）。

（1）准确坐在坐骨前点，身体重量均匀分布在臀部。

（2）提起骶髂关节，收后背，伸展脊柱和侧腰向上。

（3）旋肩向后，沉肩向下，提起胸腔，伸展脖颈。

（4）双膝向外打开，沉向地板。

2. 目视前方，放松呼吸。观察双腿的展开和躯干的上提。

（三）出体式

1. 双手托住膝外侧，向上收回双腿。

2. 回手杖式。

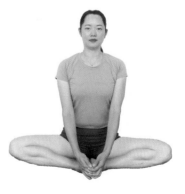

图 3.89

三、体式平衡结构图（图 3.90）

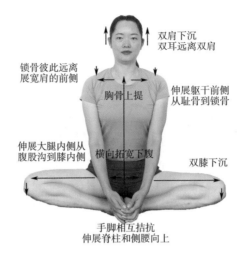

双肩下沉
双耳远离双肩

锁骨彼此远离
展宽肩的前侧

伸展躯干前侧
从耻骨到锁骨

胸骨上提

伸展大腿内侧从
腹股沟到膝内侧

横向拓宽下腹

双膝下沉

手脚相互拮抗
伸展脊柱和侧腰向上

图 3.90

四、常见问题和解决办法

（一）膝关节翘得很高，含胸弓背

原因分析：髋关节太僵紧，外展和外旋受限。

解决方法：

1. 利用自身力量推压大腿内侧，来灵活髋关节（图 3.91）。左侧手臂把左腿压在地板上，右手抓握右大腿靠近膝关节内侧的部位，把右大腿向远推、向外旋、向下压，来打开右侧髋关节。

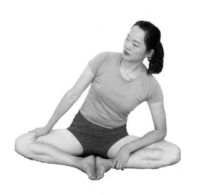

图 3.91

2. 双人辅助（图 3.92、图 3.93）。

（1）习练者进入体式，双手和臀部后侧撑地。辅助者习坐在习练者前侧，双手抓握套在习练者骶髂关节处的伸展带，双脚大脚趾按压其大腿内侧靠近膝关节的小窝处，身体向后倒，靠后背的力量拉伸展带向前，同时双脚大脚趾把习练者的双腿向外展向下压。习练者放松呼吸，不要对抗，随时和辅助者沟通交流。

如果习练者的膝盖太高，可以在辅助者的脚跟下垫砖来加高。

（2）手法和要领同简盘身印的辅助方法（见 P161）。

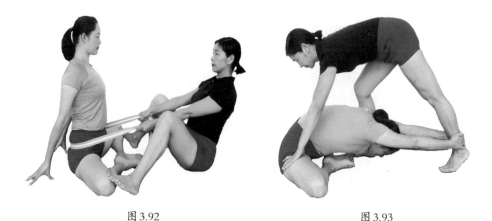

图 3.92   图 3.93

五、体式功效

- 柔软腹股沟，灵活髋关节。
- 展开下腹部，有助于盆腔器官健康，缓解女性生理期不适。

六、特别提示

在练习束角式开髋时，如果膝关节出现疼痛应该立即停止练习。如果练习时髋关节周围酸痛，但出体式后酸痛消失，可以接着练习。

第二节　牛面式（Gomukasana）

一、体式类别

坐姿 + 脊柱自然顺位伸展

二、体式步骤和要点

（一）准备体式

金刚坐 / 手杖式

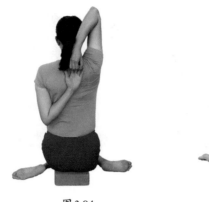 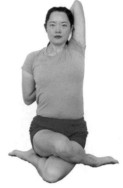

图 3.94   图 3.95

1. 从金刚坐进体式。

（1）两手体前撑地，进入四角板凳式。左腿从后跨过右腿，让双腿交叉，两小腿向两侧打开跪在垫子上（图 3.96）。

（2）手推地，重心后移，收着大腿外侧让臀部落在两小腿之间的地板上。两大腿上下交叉叠放，膝关节朝前，两小腿打开的角度一致，骨盆中正，臀部坐在两脚之间。手推在臀部两侧的地板上，或手推压内脚踝，上提躯干（图 3.97）。

2. 从手杖式进体式。

（1）屈左膝，左脚从右腿下穿过，脚背朝向地面，放在右臀外。屈右膝，右小腿绕过左大腿，左脚脚背朝向地面，放在左臀外侧。

（2）同图 3.97。①准确坐在两坐骨上，身体重量均匀分布在两侧臀部。②收骶骨，收腹部横隔，收肩胛，让骨盆和躯干垂直地板。③找到身体内在的支撑，从骨盆和躯干内壁伸展身体向上。④旋肩向后，沉肩向下，拉长脖颈两侧。

注意事项：如果坐不下去，根据自身情况垫高臀部，让两膝靠近，膝的高度和髂前上棘或腹股沟平齐（图 3.98）。

3. 完成手臂动作，进入经典体式（图 3.94、图 3.95）。
请参考第二篇中"山式手臂后举开肩系列"中牛面手臂动作。

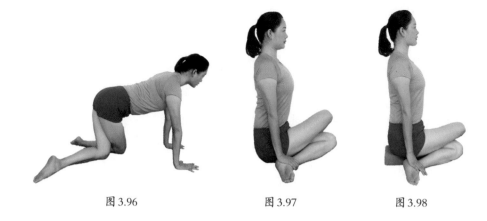

| 图 3.96 | 图 3.97 | 图 3.98 |

（1）手臂和腿的配合原则：上方腿同侧的手臂在下。

（2）参考上方手臂的侧腰长度，伸展下方手臂侧腰的长度，骨盆中正，两肩平齐。

4. 头中正，目视前方。

5. 面部、喉咙放松，呼吸放松。

（三）出体式

松开两手撑地，重心前移，抬高臀部，解开双腿，回到金刚坐或手杖式。

（四）换方向练习

略

三、体式平衡结构图（图 3.99）

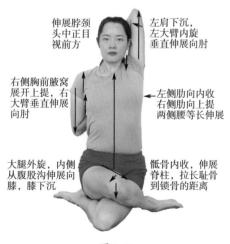

伸展脖颈
头中正目
视前方

左肩下沉，
左大臂内旋
垂直伸展向肘

右侧胸前腋窝
展开上提，右
大臂垂直伸展
向肘

左侧肋向内收
右侧肋向上提
两侧腰等长伸展

大腿外旋，内侧
从腹股沟伸展向
膝，膝下沉

骶骨内收，伸展
脊柱，拉长耻骨
到锁骨的距离

图 3.99

四、常见问题和解决办法

（一）两膝上下分开较大，臀部也更靠近下方脚

原因分析：髋关节和大腿外侧肌肉僵紧导致。

解决办法：

1. 借助辅具垫高臀部，降低难度（见图 3.94）。

2. 简易牛面式（图 3.100、图 3.101）。两臀中间落在下方脚的脚跟上，下方脚的脚趾朝后，脚跟朝上。

> **注意事项：**如果坐不下去，可以在脚跟上垫毛毯加高。

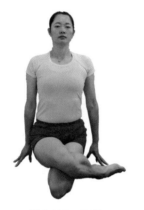 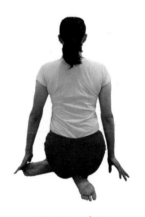

图 3.100　正面　　　　　　　　图 3.101　背面

（二）两手扣不住，或下方手侧腰变短，或头抬不起来

原因分析：肩膀僵紧或头脑对体式觉知力不够。

解决办法：手拉伸展带加长两手的长度让两手连接进行自我矫正。

五、体式功效

- 伸展髋关节周围的肌肉和韧带，缓解腿部痉挛和静脉曲张问题。
- 体式作用到肩、髋和膝关节，帮助清除关节堆积的垃圾，释放关节压力。
- 伸展上肢和肩颈部位的肌肉和韧带，灵活肩关节。

- 髋关节和肩关节损伤急性期的习练者要慎重练习。
- 身体僵紧的习练者不要强迫身体，要善于借助辅具，保持正确练习。
- 过多收肩胛，容易肋腔前凸造成塌腰，增加腰椎负担。向两侧展宽肩胛，能很好地帮助前腰线去向后腰线，同时使胸腔更饱满，核心更稳定，躯干更挺拔，同时让肩颈更放松。

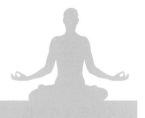

第五章　坐平衡体式

第一节　半船式（Ardha Navasana）

一、体式类别

坐姿＋脊柱自然顺位伸展

二、体式步骤和要点

（一）准备体式

手杖式

（二）进入体式

1. 两手撑在臀部后侧，屈双膝，大腿面收向腹部，脚尖点地（图 3.102）。

（1）背部肌肉收紧前推，挺直后背。

（2）腹部和大腿面相互靠近。

2. 保持躯干和大腿的力，抬起小腿到水平的同时，两臂向前水平伸展，手掌心朝内，和小腿保持在一个平面中（图 3.103）。

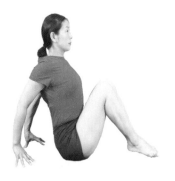

图 3.102

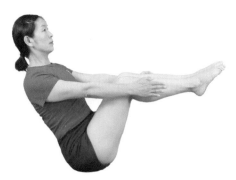

图 3.103

（1）不断把后背推向身体前侧（特别感受下腰背远离地板），伸展腹部，上提胸腔。

（2）沉肩，伸展脖颈。

（3）肩外侧和侧肋上端内收，稳定肩胛带，给手臂向前伸展提供稳定的支点。

（4）手臂向前伸展的同时，大臂根处向回拉，收回肩槽。

（5）依靠腰腹、双臂和双腿的力，让大腿面和腹部相互靠近。

3.伸展脖颈，头和脊柱在一条直线上。

4.面部、喉咙放松，呼吸放松。

（三）出体式

1.呼气，落下双臂双腿。

2.回到手杖式。

三、体式平衡结构图（图3.104）

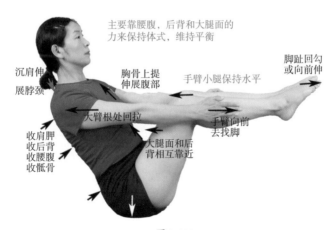

主要靠腰腹，后背和大腿面的
力来保持体式，维持平衡

脚趾回勾
或向前伸

沉肩伸
展脖颈

胸骨上提
伸展腹部

手臂小腿保持水平

大臂根处回拉

手臂向前
去找脚

收肩胛
收后背
收腰腹
收骶骨

大腿面和后
背相互靠近

图3.104

四、常见问题和解决办法

（一）含胸弓背，小腿抬不起来

原因分析：腰腹核心和下肢力量不足。

解决办法：

1.降低体式难度。手在体后屈肘撑地，挺直后背，抬起小腿（图3.105）。如果可以，手指向前点在大腿两侧（图3.106）。

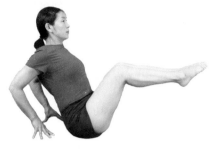

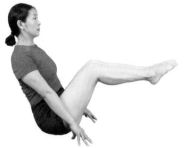

图 3.105 图 3.106

2. 借助辅具降低难度。

（1）脚蹬墙或在脚下垫支撑物（图 3.107）。不能过分依赖辅具，要依靠腰腹和腿部肌肉收缩的力量，不断减小脚蹬墙和放在支撑物上的力，从而达到锻炼腰腹和腿部肌肉力量的目的。

（2）套伸展带（图 3.108）。带子做成大圈，套在上背部肩胛下缘和脚跟前点上，根据自身情况，调整带子的长度。后背和脚在蹬伸带子的同时，内在要有远离带子的力，更多激活自身内在的力抬起小腿，伸展腹部，上提胸腔。

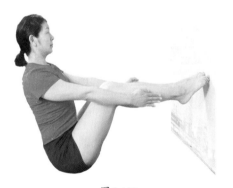

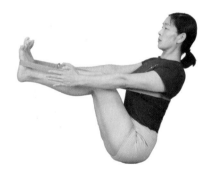

图 3.107 图 3.108

（二）呼吸不放松，靠憋气维持体式

原因分析：腰腹核心和下肢力量不足。

解决办法：

（1）借助辅具降低练习难度。

（2）培养头脑觉知力，感知呼吸，保持头脑、面部、喉咙放松。

- 强化腿部和腰腹核心肌肉力量，为其他体式提供核心支持。
- 增强神经系统的稳定性和调节功能。
- 强健腹部器官，改善消化功能，减轻肠胃疾患。

六、特别提示

- 生理期不宜练习。
- 头疼、哮喘患者不宜练习。

第二节　全船式（Paripurna Navasana）

一、体式类别

坐姿 + 脊柱自然顺位伸展

二、体式步骤和要点

（一）准备体式

手杖式

（二）进入体式

1. 两手撑在臀部后侧，屈双膝，大腿面收向腹部，脚尖点地（图 3.102）。

2. 躯干略向后倾，伸展小腿和大腿成一条直线，身体重量均匀压在中臀部（图 3.109）。

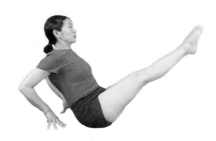

图 3.109

3. 保持躯干、骨盆和双腿的力，两臂向前水平伸展，手掌心朝内（图 3.110）。

（1）身体重量均匀分布在臀部。

（2）骶髂带和肩胛带有力内收向前，伸展腹部，上提胸腔。

（3）肱骨头内收，肩关节下沉，稳定

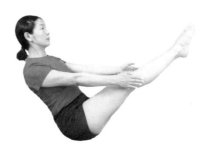

图 3.110

的肩颈给手臂向前伸展提供稳定的支点。

（4）启动腰腹核心和大腿面，让腹部和大腿面彼此靠近。

（5）尾骨和头顶，坐骨和脚尖，指尖和肱骨头都彼此伸展远离。

4.伸展脖颈，头和脊柱在一条直线上。

5.面部、喉咙放松，呼吸放松。

（三）出体式

1.呼气，落下双臂双腿。

2.回到手杖式。

三、体式平衡结构图（图3.111）

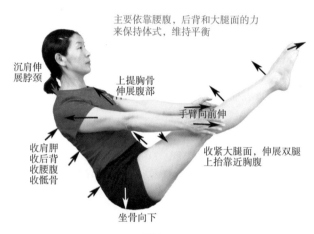

主要依靠腰腹，后背和大腿面的力来保持体式，维持平衡

沉肩伸展脖颈

上提胸骨伸展腹部

手臂向前伸

收肩胛
收后背
收腰腹
收骶骨

收紧大腿面，伸展双腿上抬靠近胸腹

坐骨向下

图3.111

四、常见问题和解决办法

（一）含胸弓背，腿伸不直

原因分析：腰腹核心和下肢力量不足。

解决办法：

1.降低难度。手撑在臀后（图3.109），或撑在大腿两侧的地板上（图3.112）。

2.借助辅具降低难度。

（1）脚蹬墙练习（图3.113）。面朝墙坐下，两腿伸直，脚踩在墙上。身体略后仰，两臂平行向前伸展。在体式中，呼吸柔软，找到肌肉的正确发力，让脚踩墙的力量变轻。

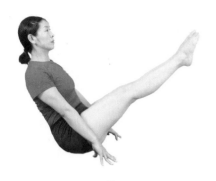

图 3.112

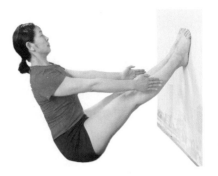

图 3.113

（2）借助伸展带练习（图 3.114）。在脚和上背套伸展带，长度根据自身情况调整。用力方式：用脚蹬伸展带，后背内收向身体，意识上远离伸展带。

（二）憋气

原因分析：腰腹核心和下肢力量不足。

解决办法：

1. 借助辅具降低难度练习。

2. 放松头脑，感知呼吸。

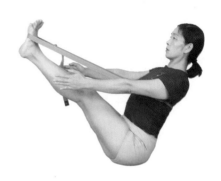

图 3.114

五、体式功效和特别提示

同半船式（见 P173）。

第四篇

跪姿体式

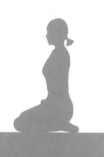

第一章　跪坐体式

第一节　金刚坐式 / 雷电坐式（Vajarasana）

一、体式分类

跪立 + 脊柱自然顺位伸展

二、体式步骤与要点

1. 跪在地板上。双脚双膝并拢，脚踝脚背着地，脚趾朝向正后方，坐骨落在脚跟上。两手撑在臀两侧地板上或手掌放在大腿上（图 4.1、图 4.2）。

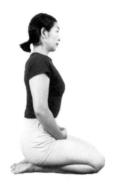
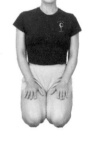

图 4.1 　　　　 图 4.2

> **注意事项**：①用手把膝盖下的皮肤和肉沿膝盖的中线捋向膝盖上方，拉长小腿前侧，释放股四头肌的紧张，减轻膝踝关节压力。②用手把臀部的皮肤和肉从坐骨处向后伸展，拉长大腿的后侧，释放膝窝空间。减轻膝关节的紧张。

（1）脚背和小腿胫骨推压地板，收骶骨，收腹部横隔，收肩胛，上提胸腔，从身体内在伸展脊柱和侧腰向上。

（2）旋肩向后，沉肩向下，伸展脖颈。

（3）展开上提胸腔的同时，注意拓宽后肋的空间。后肋的拓宽可以带来心轮、喉轮、眉心轮和顶轮的展开，使呼吸柔软，身体放松。

注意事项：①有基础的习练者，在脚踝处拴伸展带，让脚跟并拢，均衡伸展脚踝内外侧（图4.3）。②如果脚踝疼，在脚踝下垫卷起的毯子或毛巾卷（图4.4）。③如果膝盖有压力，可以在膝窝塞入毛毯或毛巾卷，释放膝窝的空间（图4.5）。

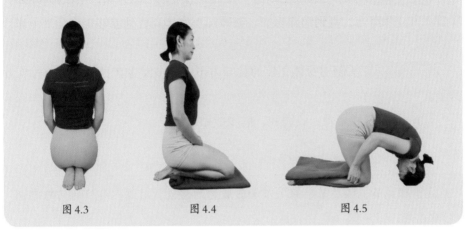

图 4.3　　　　　　　　图 4.4　　　　　　　　图 4.5

2. 头中正，目视前方。

3. 面部、喉咙放松，呼吸放松。

三、体式平衡结构图（图4.6）

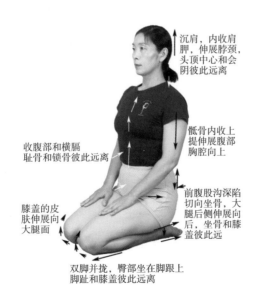

沉肩，内收肩胛，伸展脖颈，头顶中心和会阴彼此远离

骶骨内收上提伸展腹部胸腔向上

收腹部和横膈耻骨和锁骨彼此远离

前腹股沟深陷切向坐骨，大腿后侧伸展向后，坐骨和膝盖彼此远

膝盖的皮肤伸向大腿面

双脚并拢，臀部坐在脚跟上脚趾和膝盖彼此远离

图 4.6

四、常见问题和解决办法

（一）脚踝和膝盖疼，含胸驼背，跪不下去

原因分析：髋、膝、踝关节周围肌肉和韧带伸展性不够，造成关节僵紧。

解决办法：利用毛毯或毛巾卷等辅具，按照前边的方法，垫在脚踝前侧、膝盖下方或膝窝处，直到消除疼痛。在臀部下方垫高直到能够正确跪坐下来。

（二）骨盆前倾，塌腰

原因分析：头脑对身体正位的觉知力不够，多发生在身体灵活的习练者身上。

解决办法：卷尾骨，收肋腔，前腰线贴后腰线。

五、体式功效

- 减少踝关节、膝关节、髋关节和腹股沟的僵紧，对这些部位的问题有调理作用。
- 改善下肢血液循环，缓解坐骨神经痛和根骨骨刺。
- 可改善扁平足的问题。

六、特别提示

在金刚坐姿下，可以做如下体式（图4.7—图4.9）。

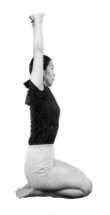
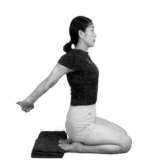
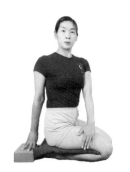

图4.7 金刚坐山式　　图4.8 金刚坐手臂后举　　图4.9 金刚坐扭转

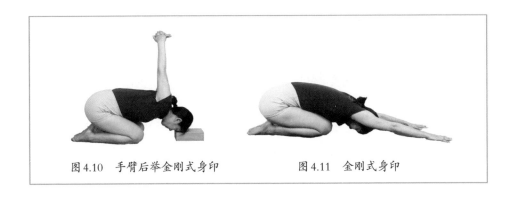

图 4.10　手臂后举金刚式身印　　　　图 4.11　金刚式身印

第二节　英雄坐式（Virasana）

一、体式分类

跪坐 + 脊柱自然顺位伸展

二、体式步骤与要点

（一）准备体式

金刚坐式

（二）进入体式

1. 两手体前撑地，重心前移，抬高臀部。双膝保持并拢，两脚向两侧打开略大于骨盆宽。头顶触地。大拇指在内，虎口卡住膝窝（图 4.12）。

2. 双手把膝窝的肉向下按，向后拉动，在臀部后移坐下去之前，再把小腿肚稍向外旋。让大腿外侧切着小腿内侧落臀部在两脚间的地面上。两手掌心向上放在大腿根处或按压在脚掌上（图 4.13）。

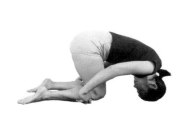

图 4.12

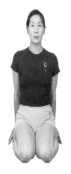

图 4.13

注意事项：①手的动作可以释放膝窝的空间，减轻膝关节前侧的压力，让臀部更容易坐下来。②坐下后，把膝盖下方的皮肤捋向膝盖上方，释放膝关节前侧。把臀部的肉向外向后释放，确保臀部正确坐在坐骨上。③如果大腿面太紧导致膝盖疼坐不下去，可以在臀部下方垫砖/折叠的毛毯等。④如果膝盖硌得疼，脚踝前侧疼，可以在膝盖下和脚踝下垫毛毯卷或毛巾卷。

（1）脚内侧紧贴臀外侧。脚跟朝向天花板，脚趾朝向正后方。整个小腿、脚踝、脚面和脚趾的前侧都贴地，尤其是小脚趾要贴地。

（2）脚踝外侧往里吸，不能突出来；脚掌内侧和外侧获得均等拉长，内踝和外踝等高。

（3）大小腿的外侧都切向地板，内侧上提。这个力可以帮助大腿和膝盖外旋正位，帮助躯干和脊柱更好地伸展向上，让臀部变得轻盈。

（4）四条腰线均等伸展，胸腔远离腹腔。

（5）旋肩向后，沉肩向下，伸展脖颈。

3.头中正，目视前方。

4.面部、喉咙放松，呼吸放松。

（三）出体式

1.手撑地，回到金刚坐。

2.回手杖式，伸展双腿。

三、体式平衡结构图（图4.14）

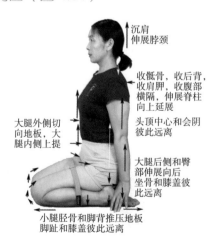

沉肩
伸展脖颈

收骶骨，收后背，
收肩胛，收腹部
横隔，伸展脊柱
向上延展

头顶中心和会阴
彼此远离

大腿外侧切
向地板，大
腿内侧上提

大腿后侧和臀
部伸展向后
坐骨和膝盖彼
此远离

小腿胫骨和脚背推压地板
脚趾和膝盖彼此远离

图4.14

四、常见问题和解决办法

（一）膝关节和踝关节疼，坐不下去

原因分析：脚踝和膝关节僵紧。

解决办法：在膝盖下方、脚踝前侧和臀部下方垫高。高度视自身情况而定（图4.15）。

（二）大小腿内旋，脚趾没有朝后

原因分析：肌肉发力不正确。

解决办法：大腿外侧紧贴小腿内侧下落，大小腿外侧切向地板，内侧上提；小脚趾压地，外踝内收，内踝伸展，让脚趾朝向后。

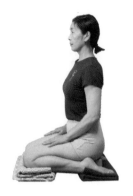

图 4.15

五、体式功效

同金刚坐式的功效（见P180）。

六、特别提示

在英雄坐式的基础上，可以做如下体式（图4.16—图4.18）。

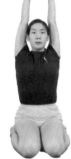 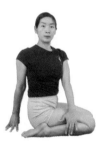 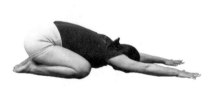

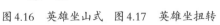

图4.16 英雄坐山式　图4.17 英雄坐扭转　图4.18 英雄式身印（大脚趾相靠，膝盖分开与肩宽）

第三节　巴拉德瓦伽 I 式（Bharadvajasana I ）

一、体式类别

跪姿 + 扭转。

二、体式步骤与要点

（一）准备体式

金刚坐（雷电坐）或手杖式

（二）进入体式（以右转为例）

1. 从金刚坐式进入。手撑地抬起臀部，让双脚移到左臀外侧，臀部坐在地上。右腿简易坐，脚心朝上，脚趾朝外。左腿英雄坐，脚心朝上，脚趾向后，左脚背放在右脚足弓处。从手杖式进入。屈双腿向左，按照上方要领调整好双腿进入体式。

2. 右臀下垫毛毯，毯子里侧边缘抵住左坐骨内缘，高度让左右腿大腿面等高。

3. 两臂上举，拉动脊柱和侧腰线向上伸展。

4. 身体稍右转，保持脊柱和侧腰的高度，落下双臂。左手掌根抵靠右大腿外侧，右手在尾骨后或左臀后撑地。

5. 利用双腿、臀部和双手推压地板的力，从尾骨开始自下而上伸展着脊柱进入右转。每次吸气，拉长脊柱和侧腰，每次呼气，加深扭转（图 4.19、图 4.20）。

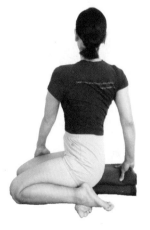

图 4.19

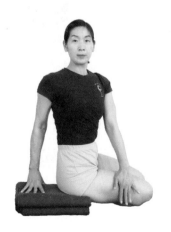

图 4.20

（1）保持坐骨、膝盖、下边脚大脚趾和上边脚小脚趾四个部位压地。

（2）双腿力（能量流动）的方向：左腿膝盖找坐骨，右腿坐骨找膝盖，让坐骨和双膝始终对齐一线。

（3）躯干力（能量流动）的方向：躯干前侧是左侧找右侧，后侧是右侧找左侧。

（4）右胸腔远离胸骨伸展向右，左肩胛远离脊柱伸展向左。

6.最后从颈根轻柔转头，看向右肩的方向。

7.面部、喉咙放松，呼吸放松。

（三）出体式

1.呼气，转正，回到金刚坐。

2.手杖式伸展双腿

（四）换反侧练习

略

三、体式平衡结构图（图4.21）

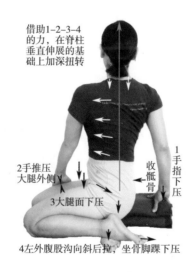

借助1-2-3-4的力，在脊柱垂直伸展的基础上加深扭转

1 手指下压

2 手推压大腿外侧

收骶骨

3 大腿面下压

4 左外腹股沟向斜后拉，坐骨脚踝下压

图4.21

四、常见问题和解决办法

（一）扭转时，外侧坐骨容易变轻翘起并前移

原因分析：根基没有压实。

解决办法： 以右转为例：从右坐骨入手，扭转时，让右坐骨从身体里边向上提，左坐骨自然就会下压。如果主动下压左坐骨，容易锁死骶髂部位，阻碍扭转的深入。提右坐骨既可以解决问题，也不影响扭转的深入。

（二）扭转时，转动轴不垂直

原因分析： 头脑对身体的觉知力不够。

解决办法： 首先是调整臀下的支撑物高度，让两个坐骨和大腿面等高，脊柱和两侧腰都能均等伸展。接下来在扭转时，注意始终保持躯干前后左右的均等伸展。可以借助镜子获取直观反馈，也可以找同伴帮助调整，来获取肌肉的本体感觉。

（三）各种原因坐不下去

原因分析： 腰椎、膝关节、髋关节有问题。

解决办法： 练习椅子上的巴拉德瓦伽式扭转。以右转为例：身体右侧靠近椅背侧坐在椅子上。臀部靠近椅面的后侧边缘，膝窝贴靠椅子的前侧边缘。双脚、双膝并拢，大腿平行，小腿垂直。双手抓握椅背，吸气伸展脊柱，呼气进入扭转。依靠左手拉和右手推椅背的力，加深扭转（图4.22）。生理期的习练者坐在椅面对角线上，尾骨贴靠椅背一侧的立柱，双脚双膝向两侧打开，给腹部创造更多的空间（图4.23）。

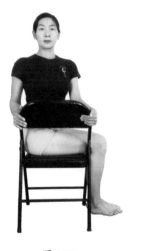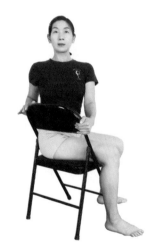

图 4.22　　　　　　　　　　图 4.23

注意事项： 根据自己身高和腿长情况，选择在臀部下方或脚下方垫高。

五、体式功效

- 强健肩颈和后背的肌肉，舒缓肩颈和背部的不适。
- 有助于激活脊柱，保持脊柱的灵活和健康，特别是对下背部疼痛和僵紧有理疗作用。
- 按摩腹腔的器官，帮助消化。
- 帮助排毒，净化身心。

六、特别提示

- 巴拉德瓦伽扭转是一个开放式的扭转，生理期可以做。
- 有心脏病的习练者，在进入体式前不要做手臂上举式。

第二章　跪立体式

第一节　新月式（Anjaneyasana）

一、体式类别

跪姿 + 后弯

二、体式步骤和要点

（一）准备体式

山式 / 下犬

（二）进入体式（以右脚在前为例）

1. 山式进入：屈膝下蹲，两手撑在脚踝两侧，迈左脚向后一大步（图 4.24）。从下犬式进：重心前移，屈右腿迈到两手之间（图 4.24）。

2. 落左膝进入骑马式（Purnatasana）（图 4.25）。展开左脚踝前侧脚面贴地（也可前脚掌踩地），脚跟朝向天花板，脚趾朝向正后方。左髋前侧伸展打开，右膝不能超过右脚踝。

> **注意事项**：如果膝关节疼，可以在膝关节下方垫软的支撑物。

（1）手推地，提起肩膀，收后背，从耻骨到锁骨伸展躯干前侧。

（2）右侧腹股沟外侧向后拉，左大腿内旋，让骨盆中正，两侧腰线等长。

3. 呼气，抬上体，旋肩向后，沉肩向下，两臂从肩到指尖伸展向下（图 4.26）。

（1）股骨头内收。

（2）左脚踝和脚趾伸展压地，更好地启动腿部的肌肉，让左膝盖压力变轻，保护关节。

（3）右腿膝关节向前，左脚趾伸展向后。

（4）卷尾骨向内向下，释放腰椎。

4.吸气，在不干扰根基和躯干稳定中正的基础上，两臂伸展向上成上举式或勾大拇指的上举祈祷式（图4.27）。

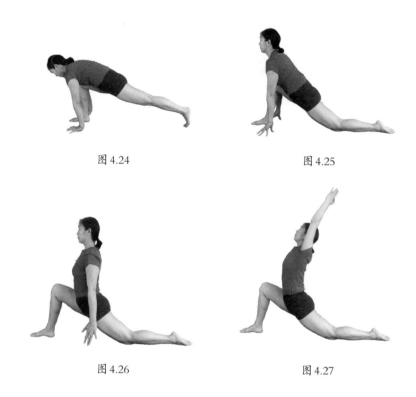

图 4.24   图 4.25

图 4.26   图 4.27

（1）手臂不断向上伸展，带动侧腰和脊柱向上伸展更多。

（2）肩膀下沉，释放肩颈，放松喉咙。

（3）腰椎提向胸椎，胸椎推向胸骨，不断内收肩胛，上提胸腔。

5.伸展脖颈，眼睛看向前上方。

6.面部、喉咙放松，呼吸放松。

（三）出体式

呼气，放下双臂，手撑地，前腿并后腿，回下犬，或后腿并前腿回山式。

（四）换反侧练习

略

三、体式平衡结构图（图4.28）

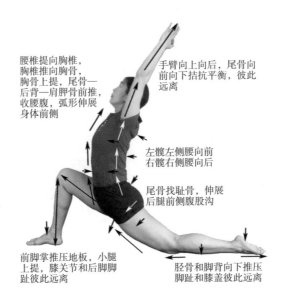

腰椎提向胸椎，
胸椎推向胸骨，
胸骨上提，尾骨—
后背—肩胛骨前推，
收腰腹，弧形伸展
身体前侧

手臂向上向后，尾骨向
前向下拮抗平衡，彼此
远离

左髋左侧腰向前
右髋右侧腰向后

尾骨找耻骨，伸展
后腿前侧腹股沟

前脚掌推压地板，小腿
上提，膝关节和后脚脚
趾彼此远离

胫骨和脚背向下推压
脚趾和膝盖彼此远离

图4.28

四、常见问题和解决办法

（一）重心不稳，不能保持平衡

原因分析： 肌肉力量弱，身体控制能力差。

解决办法： 降低难度，先练骑马式（图4.25）和手下有支撑的准备式（图4.29）。

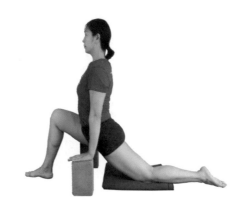

图4.29

（二）前方腿膝盖向前超过脚尖，挤压膝关节

原因分析：两脚距离不合适。

解决办法：后侧髋沉下去之后，调整前腿，让脚踝在膝盖的正下方或略向前，但不要让膝超过脚。

（三）身体结构不正位，后腿和同侧躯干容易外旋

原因分析：头脑的觉知力不够。

解决办法：前腿的腹股沟和大腿外侧向后拉，后腿向内旋。

五、体式功效

- 伸展双腿的肌肉和韧带，缓解因久坐引起的不适。
- 强健脊柱和背部肌肉，提高身体的平衡控制能力。
- 伸展灵活髋关节，按摩盆腔和腹腔器官。
- 灵活肩颈关节，缓解肩颈不适。
- 打开胸腔，提升能量，改善呼吸问题。

六、特别提示

- 心脏病患者只做骑马式和准备式，不做手臂上举式。
- 有严重腰椎间盘突出者以及髋关节炎和膝关节炎急性发作期不要练习。

第二节　门闩式（Parighasana）

一、体式类别

跪姿 + 侧伸展

二、体式步骤和要点

（一）准备体式

金刚坐式

（二）进入体式（以左侧屈为例）

1. 双手叉腰跪立在垫子上。右大腿垂直，左腿向外侧打开，脚跟对齐右膝盖，脚尖朝外，脚掌踩地。吸气，从胸腔中心伸展两臂成侧平举，掌心向

下，目视前方（图4.30）。

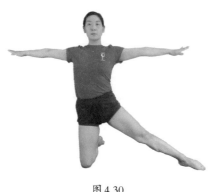

图4.30

（1）股骨头内收。

（2）尾骨内收，大腿面向后推，使骨盆正位，腹腔器官上提，脊柱向上伸展，从内侧提起胸腔向上。

（3）左腿外旋，左坐骨前推，展开左腹股沟和下腹部，释放腹部空间。

（4）旋肩向后，沉肩向下，肩胛骨内收前推，上提胸腔。

2. 保持一切力不变，从左侧腹股沟开始，伸展躯干和手臂向左，左手抓握左脚踝，右臂向左上方伸展，与右侧腰在一条直线上，拉动右侧腰更多伸展。最后，从颈根轻柔转头，眼睛看向天花板（图4.31、图4.32）。

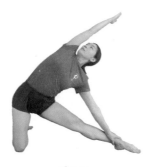

图4.31

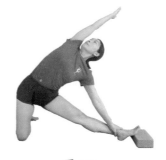

图4.32

（1）左肩胛前推，右侧腰和右肩旋向后，展开腹部和胸腔。

（2）保持身体侧腰的伸展，特别是左侧腰，拉长左腹股沟到左腋窝的距离。

3. 面部、喉咙放松，呼吸放松。

（三）出体式

1. 保持根基稳定，伸展着右臂带回躯干。

2. 收回左腿，回到金刚坐。

（四）换反侧练习

略

三、体式平衡结构图（图 4.33）

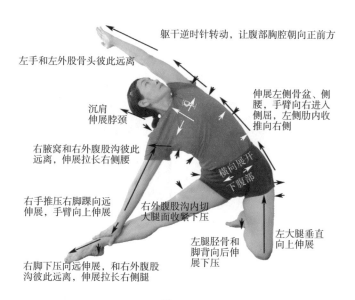

躯干逆时针转动，让腹部胸腔朝向正前方

左手和左外股骨头彼此远离

沉肩
伸展脖颈

右腋窝和右外腹股沟彼此
远离，伸展拉长右侧腰

右手推压右脚踝向远
伸展，手臂向上伸展

右外腹股沟内切
大腿面收紧下压

右脚下压向远伸展，和右外腹股
沟彼此远离，伸展拉长右侧腿

伸展左侧骨盆、侧
腰，手臂向右进入
侧屈，左侧肋内收
推向右侧

横向展开
下腹部

左腿胫骨和
脚背向后伸
展下压

左大腿垂直
向上伸展

图 4.33

四、常见问题和解决办法

（一）含胸弓背，侧腰不伸展，髋和躯干没有横向打开

原因分析：腿后侧伸展性不够，髋关节僵紧。

解决办法：借助椅子、墙壁等辅具，抬高手臂和脚掌，降低体式深入的
幅度，获得体式的伸展和正位（图 4.34、图 4.35）。

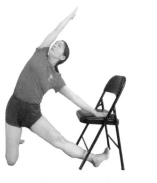

图 4.34

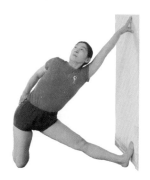

图 4.35

原因分析：头脑觉知力不够，本体感觉没建立起来。

纠正措施：屈膝腿外侧贴墙（图 4.36、图 4.37），以墙为参照物，来教育身体。

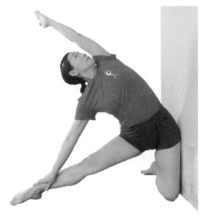 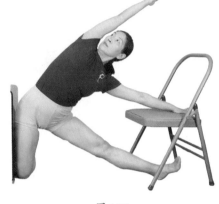

图 4.36   图 4.37

五、体式功效

- 灵活脊柱，有益于脊柱健康。
- 伸展肋间肌，增大胸腔活动范围，改善呼吸。
- 缓解背部僵紧，调理下背部问题。
- 打开下腹部空间，有利于盆腔器官的健康。

六、特别提示

如果髋关节僵紧导致伸直腿不能充分外旋，也不要操之过急，避免用膝关节代偿造成膝关节的伤害。

第三节　骆驼式（Ustrasana）

一、体式类别

跪立 + 后弯

二、体式步骤和要点

（一）准备体式

金刚坐

（二）进入体式

1. 臀部抬离脚跟，双脚、双膝分开与髋同宽跪立在垫子上。脚心朝上，脚趾朝向正后方。脚趾、脚面、脚踝、小腿胫骨均衡下压。

2. 大拇指相对，双手推压住骶尾区域，肘关节在身后相互靠近。保持大腿垂直，延展并提起大腿面及整个躯干前侧向上向后，伸展着进入后弯（图4.38）。

（1）双手把骶尾区域向下拉向前推，伸展腰椎。

（2）腰椎提向胸椎，胸椎推向胸骨，伸展腰椎。

（3）肘关节向下拉动，内收肩胛，上提胸腔，伸展脖颈后侧。

3. 依次落手去推压脚跟，不要缩短颈部，抬头向后看（图4.39）。

（1）依靠手的支撑力，进一步收肩胛和后背，上提胸腔。

（2）大腿后侧推向前侧，让大腿始终垂直地板。

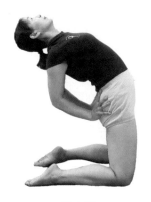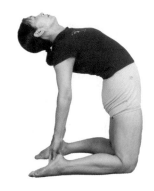

图4.38 　　　　　　　　　　　图4.39

4. 面部、喉咙放松，呼吸放松。

（三）出体式

1. 保持根基推压地板，吸气，提着胸腔带回身体。

2. 回到金刚坐。

三、体式平衡结构图（图 4.40）

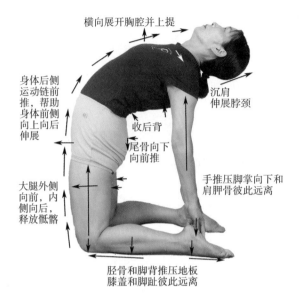

横向展开胸腔并上提

身体后侧
运动链前
推，帮助
身体前侧
向上向后
伸展

沉肩
伸展脖颈

收后背

尾骨向下
向前推

手推压脚掌向下和
肩胛骨彼此远离

大腿外侧
向前，内
侧向后，
释放骶髂

胫骨和脚背推压地板
膝盖和脚趾彼此远离

图 4.40

四、常见问题和解决办法

（一）臀部后坐，大腿不垂直地板

原因分析： 身体后侧没有启动，前推不够。

解决办法： 面对墙，贴墙练习（图 4.41）。

两腿分开与胯同宽，膝盖塞进墙缝里，大腿面和腹股沟贴靠向墙壁。
小腿胫骨和脚面向后伸展下压。进入体式后，保证大腿面和耻骨始终贴靠
墙壁。

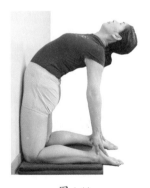

图 4.41

（二）颈椎不舒服

原因分析：颈椎后侧有挤压。

纠正措施：借助辅具，在头颈部垫支撑物。

注意事项：根据自身后弯的程度，调整支撑物的高度。

背对椅子跪立。手推椅子腿，上背部放在支撑物上，后脑勺抵住椅子靠背（图4.42），或后脑勺放在支撑物上，手从上抓握靠背上端，肘关节靠近来减轻颈椎后侧的压力（图4.43）。依靠手推椅子的力，让尾骨和大腿后侧远离椅子，收肩胛提胸腔。

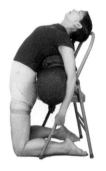 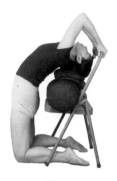

图4.42   图4.43

（三）手抓不到脚

原因分析：髋关节、脊柱伸展性不够。

解决办法：在脚跟、脚踝上放支撑物，抬高手的位置，借助辅具降低难度（图4.44），或手推在大腿后侧（图4.45）。

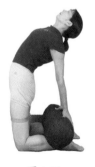 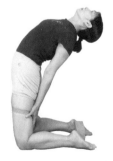

图4.44   图4.45

（四）膝盖外张，脚趾内扣

原因分析：大腿肌肉力量不足，大腿面和髋关节灵活性不够，靠挤压腰骶来获得后弯。

解决办法：在大腿上拴伸展带，两脚之间夹砖来帮助矫正（图 4.46）。

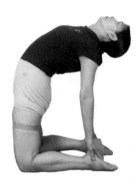

图 4.46

五、体式功效

- 改善含胸驼背的不良体态。
- 强健下肢、后背和腰腹核心的肌肉，重建后背发展不均衡的问题。
- 增加脊柱健康，改善脊神经的传导功能。
- 打开胸腔，提升能量，改善呼吸功能，改善抑郁和情绪低落的状态。

六、特别提示

- 生理期、高血压、头痛者不宜练习。
- 有严重腰椎间盘突出或滑脱者不宜练习。
- 髋关节和脊柱僵紧的习练者，切记不要为了追求动作幅度用腰椎代偿。

第五篇

卧姿体式

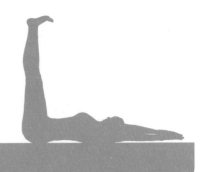

第一章　仰卧体式

第一节　仰卧山式和手臂上举式
（Urdhva Hasta in Supta Tadasana）

一、体式类别

仰卧 + 脊柱自然顺位伸展

二、体式步骤和要点

进入体式

1. 双脚、双腿并拢躺在垫子上，伸直双腿，手放在躯干两侧，进入仰卧山式（图 5.1）。

（1）脚跟中心点压地并向远推，脚趾回勾朝向天花板。

（2）脚掌外侧边缘向回拉，内侧边缘向远推，伸展拉长腿内侧。

（3）腿部肌肉收向骨骼，压向地面。

（4）尾骨内收同时去向脚跟的方向，伸展腰椎。

（5）腹部放松下沉，让下腰背展开落向地面。肩胛骨内收，从胸腔的中心提起胸腔向上，大臂和肩的外侧沉向地板。

（6）沉肩，斜方肌去向臀部方向，让双耳远离双肩。后脑勺和脚跟彼此远离。

（7）两臂有控制地沿身体两侧伸展，掌心相对。

2. 保持仰卧山式身体结构不变。呼气，伸展两臂成上举，掌心向上，手背贴地，拉动脊柱和侧腰更多向上伸展（图 5.2）。

（1）内收肱骨头，稳定肩关节，释放脖颈。

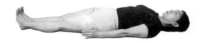
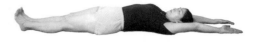

图5.1   图5.2

（2）肩胛骨向两侧展开，拓宽后肋，让呼吸放松。

3.头中正，眼睛看向天花板，或看向鼻尖的方向。

4.面部、喉咙放松，呼吸放松。

三、体式平衡结构图（图5.3）

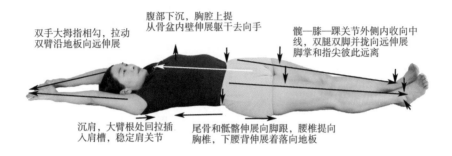

双手大拇指相勾，拉动
双臂沿地板向远伸展

腹部下沉，胸腔上提
从骨盆内壁伸展躯干去向手

髋—膝—踝关节外侧内收向中
线，双腿双脚并拢向远伸展
脚掌和指尖彼此远离

沉肩，大臂根处回拉插
入肩槽，稳定肩关节

尾骨和骶髂伸展向脚跟，腰椎提向
胸椎，下腰背伸展着落向地板

图5.3

四、常见问题和解决办法

（一）塌腰

原因分析：头脑觉知力不够；肩关节僵紧，靠腰椎代偿来获得手臂的
上举。

解决办法：

1.自我调整身体。骨盆后侧去向脚跟，腹部下沉，腰椎前侧落向后侧，
后侧沉向地板。

2.肩膀僵紧者，在手下垫支撑物，手落在支撑物上向远伸展。

（二）身体过于松弛

原因分析：头脑和身体觉知力不够，伸展不够。

解决办法：脚蹬墙练习（图5.4）。屈腿面向墙坐下，两手撑地圆背躺下，
两脚掌并拢踩墙，用脚蹬墙的力让腿伸直。脚蹬墙，腿下压，腹部下沉，指
尖和脚掌彼此伸展远离。

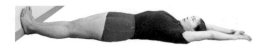

图 5.4

（三）没躺正

原因分析：头脑觉知力不够，对身体缺乏感知力。

解决办法：找到垫子的中线，躺下时抬头观察一下身体，身体中线对准垫子中线，让身体左右对称，确保躺正。眉心、下巴、锁骨中点、胸骨中点、肚脐、耻骨中点和两足弓中点在一条直线上。

（四）手臂伸展不到和侧腰在一条直线位置，落不到地板上

原因分析：肩关节僵紧。

解决办法：

1. 在手腕处套伸展带，并把小臂和手腕垫高。避免手臂悬空给肩和肘带来压力，让颈椎和腰椎受累。

2. 双人辅助（图 5.5）。习练者仰卧在地板上，手臂上举，抓握辅助者的脚踝。辅助者俯身，双手推压在习练者的髂骨上，把骨盆两侧的肉向内收（展宽骶髂关节），向下按，向后推。辅助者提起脚跟，脚掌向后走，同时下压脚跟把习练者手臂向远拉动，帮助其打开肩关节。

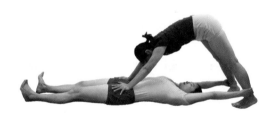

图 5.5

五、体式功效

- 仰卧体式身体受重力的影响最小，可以最大限度地释放肌肉的紧张和关节的压力，对骨骼、关节和肌肉的修复非常有帮助，比如脊柱问题，髋、膝、踝关节问题，下背部问题等。
- 手臂上举带动脊柱和侧腰纵向伸展，释放脊柱的压力。
- 放松大脑，消除紧张，缓解精神疲劳，释放压力。

六、特别提示

1. 注意腰椎不要顶起。

2. 如果躺下头晕，在头颈下方垫毛毯，高度以额头略高于下巴为准。

3. 为了更好体会行动器官带动身体的伸展，用以下四种方式来锻炼大脑对身体的精细觉知。

- 同侧拉长。先伸展左手、左脚，彼此远离，参照左侧伸展右手、右脚。

- 对角线伸展。先伸展左手、右脚，彼此远离，参照左手、右脚的长度伸展右手、左脚。

- 体会用力伸展大拇指带给躯干内侧更多的伸展，用力伸展小指带给侧腰更多的伸展，伸展中指带给整个躯干更多的伸展。

- 勾大拇指伸展，连接了骨骼能够更好地伸展脊柱，带动身体纵向伸展更多。

第二节　单锁腿式
（Eka Pada Supta Pavanamuktasana）

一、体式类别

仰卧 + 脊柱自然顺位伸展

二、体式步骤和要点

（一）体式准备

仰卧山式

（二）进入体式（以屈右腿为例）

1. 左腿保持仰卧山式的力。从右侧腹股沟屈右腿，大腿面靠向腹部。双手抱住右小腿胫骨上端，把大腿面拉向腹部（图5.6）。

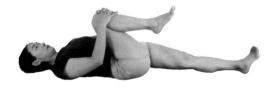

图5.6

（1）右侧腹股沟柔软深陷，右坐骨伸展向左脚内踝，保持骨盆中正，两侧腰等长。

（2）展宽后背贴地，腹部柔软放松向下沉，肩胛内收胸腔上提，肩的外侧着地。

（3）沉肩，枕骨去向头顶的方向，伸展脖颈后侧落向地板。

2. 头中正，眼睛看向天花板或看向右膝。

3. 面部、喉咙放松，呼吸放松。

（三）出体式

1. 松开双手，让右脚踩地。

2. 用脚跟向后蹬直右腿，回到仰卧山式。

（四）换反侧练习

三、体式平衡结构图（图 5.7）

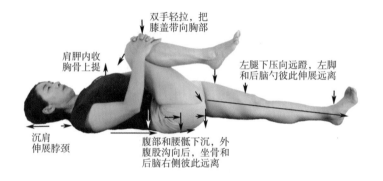

双手轻拉，把膝盖带向胸部

肩胛内收胸骨上提

左腿下压向远蹬，左脚和后脑勺彼此伸展远离

沉肩伸展脖颈

腹部和腰骶下沉，外腹股沟向后，坐骨和后脑右侧彼此远离

图 5.7

四、常见问题和解决办法

（一）腰椎顶起，两坐骨不平齐，两腰线不等长

原因分析：头脑觉知力不够，或髋关节僵紧。

解决办法：

1. 自我调整。左手扣住右膝，右手虎口卡住右侧腹股沟向外旋，把坐骨推向左脚内踝的方向，释放腹股沟空间，伸展右侧腰。同时，不要过多把右膝带向腹部（图 5.8）。

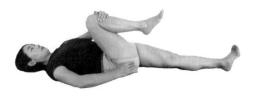

图 5.8

2. 借助伸展带调整（以屈左腿为例）。在右脚足弓和左腿腹股沟套伸展带，先屈右腿把带子缩短一点，然后蹬直右腿，足弓更多地向远蹬伸；把左外腹股沟拉向右脚内踝的方向，帮助右坐骨向后，右侧腰伸展（图 5.9）。

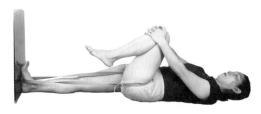

图 5.9

（二）身体松垮

原因分析：头脑和身体觉知力不足，呈现出惰性。

解决办法：脚蹬墙，拴带子，方法同前述第一个问题的解决办法。

五、体式功效

- 释放下背部，缓解腰部问题。
- 柔软腹股沟，灵活髋关节。
- 放松身体和头脑，缓解疲劳。

六、特别提示

- 头和脖颈不舒服的习练者可以在头下垫毛毯，毛毯的边缘要抵靠肩膀的边缘。
- 伸展后背落地，不要顶起腰椎。

第三节　双锁腿式
（Dwi Pada Supta Pavanamuktasana）

一、体式类别

仰卧＋脊柱自然顺位伸展

二、体式步骤和要点

（一）准备体式

仰卧山式

（二）进入体式

1.屈膝踩地，脚跟靠向臀部。从腹股沟屈双腿，大腿面靠向腹部。双手十指交扣抱住小腿胫骨，把大腿面轻轻带向腹部（图5.10）。

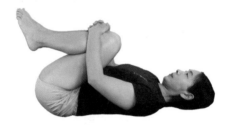

图5.10

（1）始终保持下背部贴地，坐骨朝向正后方，两侧腰线等长。

（2）后背展宽落向地板，腹部柔软下沉，胸腔上提。

（3）沉肩，枕骨去向头顶的方向，伸展脖颈后侧落向地板。

2.头中正，眼睛看向天花板或看向双膝。

3.面部、喉咙放松，呼吸放松。

（三）出体式

1.松开双手，让双脚落地。

2.依次伸直双腿，回到仰卧山式。

三、体式平衡结构图（图 5.11）

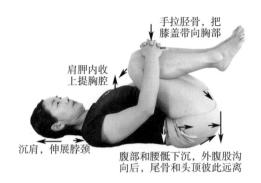

手拉胫骨，把
膝盖带向胸部

肩胛内收
上提胸腔

沉肩，伸展脖颈

腹部和腰骶下沉，外腹股沟
向后，尾骨和头顶彼此远离

图 5.11

四、常见问题和解决办法

尾骨翘起，下背部离开地面

（原因分析）：觉知力不够，或体态较胖。

（解决办法）：大腿面离开腹部一些，让下背部着地。双手虎口把腹股沟外旋向后推，让坐骨向后，伸展侧腰，释放下背部和腹股沟空间（图 5.12）。

> **注意事项**：如果大腿面离开腹部后抱不住腿，用伸展带套在腿上，手拉伸展带。

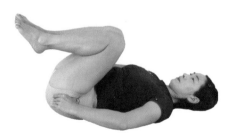

图 5.12

五、体式功效和特别提示

同单锁腿式（见 P205）。

第四节　仰卧上伸腿式
（Supta Urdhva Prasarita Padasana）

一、体式类别

仰卧 + 脊柱自然顺位伸展

二、体式步骤和要点

（一）准备体式

仰卧山式—双锁腿式

（二）进入体式

1. 从仰卧山式进入双锁腿。呼气，向上蹬直双腿到90度，双手上举勾握大拇指（图5.13）。

（1）双脚双腿并拢。脚趾回勾，大脚球向上推，展开脚底的皮肤。脚掌在同一平面上。

（2）大腿面向后推，展开膝窝，充分伸展双腿向上，脚跟和坐骨彼此远离。

（3）展开骶髂关节落地，腹部放松，胸腔上提，手指和坐骨彼此远离。

（4）沉肩，枕骨向后伸展，伸展脖颈后侧沉向地板。

> **注意事项：** 如果腿无法伸展，或腹部和下背部紧张，在脚跟前点套伸展带，借助手拉带子的力量，来获得腹部的放松和下背部的伸展释放（图5.14）。

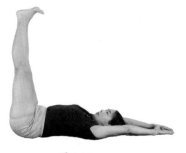

图 5.13

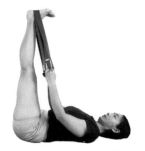

图 5.14

2. 头中正，眼睛看向双脚。

3. 面部、喉咙放松，呼吸放松。

（三）出体式

1. 屈膝回双锁腿式。

2. 双脚落地，依次伸直双腿，回到仰卧山式。

注意事项：仰卧上伸腿动态练习（图 5.13，图 5.15—图 5.18），强化腰腹、后背和大腿的肌肉力量。让腿从 90 度依次向下，在 60 度、45 度、30 度、10 度分别停留 2~3 个呼吸，再依次返回。或在任意两个角度间连续动态练习。

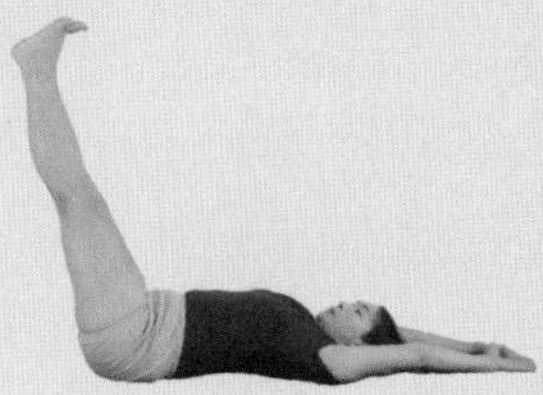

图 5.15

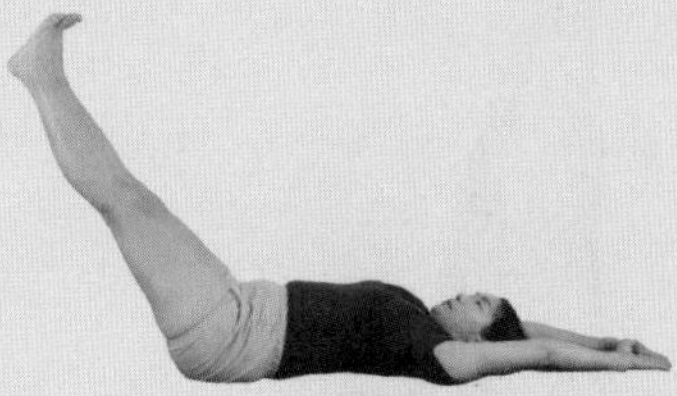

图 5.16

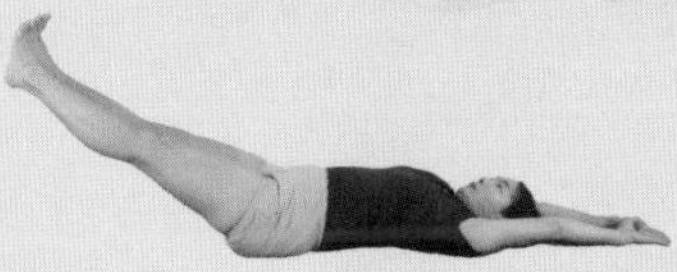

图 5.17

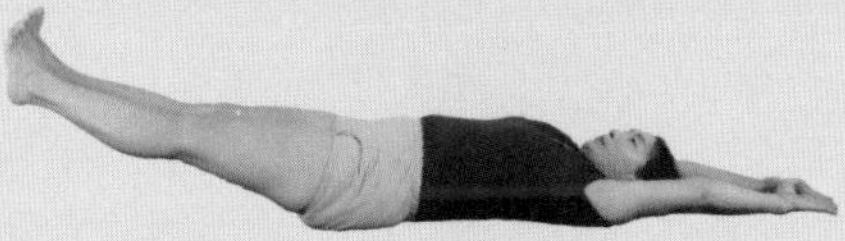

图 5.18

三、体式平衡结构图（图 5.19）

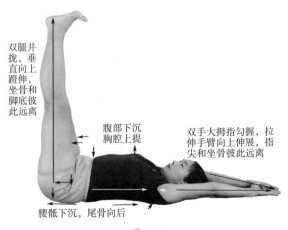

双腿并拢，垂直向上蹬伸，坐骨和脚底彼此远离

腹部下沉胸腔上提

双手大拇指勾握，拉伸手臂向上伸展，指尖和坐骨彼此远离

腰骶下沉，尾骨向后

图 5.19

四、常见问题和解决办法

（一）腹部紧张，下背部顶起离地

原因分析： 腿和臀后侧伸展性不够，或觉知力不足。

解决办法： 借助辅具降低难度。

1. 拉伸展带（图5.14）。

2. 贴墙练习，坐骨贴墙，脚跟放墙上。让腿后侧去贴向墙（图5.20、图5.21）。

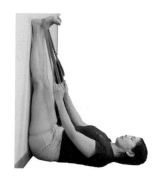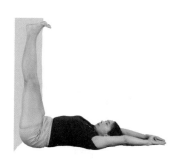

图5.20   图5.21

（二）腿举不到90度

原因分析： 腿和臀后侧伸展性不够。

解决办法： 同第一个问题。

五、体式功效

- 强化腰腹和大腿肌肉，伸展臀和腿后侧的肌肉韧带。
- 加速下肢血液回流，释放腿部疲劳。
- 减轻脊柱和下肢关节的压力，有利于关节的修复放松。
- 释放下背部，缓解腰部问题。

六、特别提示

生理期不宜做仰卧上伸腿式。

第五节 仰卧手抓大脚趾 I 式
（Supta Padangusthasana I）

一、体式类别

仰卧 + 脊柱自然顺位伸展

二、体式步骤和要点

（一）准备体式

仰卧山式—单锁腿式

（二）进入体式（以右腿在上为例）

■■ 骨骼层面

1. 屈右膝单锁腿。把做成圈双折的伸展带套在脚跟的前点，带子两头在右膝的高度。双手从外拉住带环，蹬直右腿到 90 度（图 5.22）。

（1）左腿保持单锁腿的结构和力。

（2）右骶髂关节落向地板，大腿面收紧推向后侧的腘绳肌。

（3）右外腹股沟伸展向后，带动右坐骨伸展向左脚踝，使骨盆正位，两侧腰线等长。

（4）脚趾回勾，展开脚底的皮肤。脚踝前后均等伸展，脚掌略高于脚跟。

（5）下腰背落向地板，腹部柔软放松，胸腔上提。

（6）沉肩，伸展脖颈，让肩膀外侧落向地板。

2. 头中正，眼看上方脚。

3. 面部、喉咙放松，呼吸放松。

■■ 肌肉层面

1. 屈右腿到胸前，右手勾握大脚趾，收着大腿面和膝盖，蹬直右腿，把右脚带向面部。左手可以放在体侧，可以推压大腿面，可以和右手一起抓握右脚（图 5.23）。

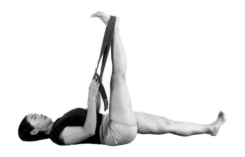

图 5.22

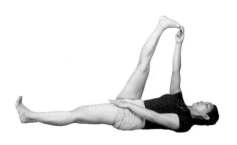

图 5.23

（1）保持地面腿伸展压地，脚跟和头顶彼此远离。

（2）上方腿收紧，保持大腿面和膝关节远离躯干，脚跟和坐骨彼此伸展远离。

（3）下腰背贴地，腹部放松，胸腔上提，两侧腰线等长伸展。

（4）沉肩，枕骨向后伸展，脖颈后侧边缘落向地板。

2. 头中正，眼看右脚。

3. 面部、喉咙放松，呼吸放松。

（三）出体式

1. 呼气，屈膝松手，回到单锁腿式。

2. 回到仰卧山式。

（四）换反侧练习

初学者和身体僵紧者借助伸展带练习。把带子做成小圈套在足弓前点，用同侧手抓握住小圈把脚拉向头部（图5.24）；或把伸展带小圈收紧套在足弓前点，双手拉带子上举，不断用手倒带子，把脚拉向头的方向（图5.25）。

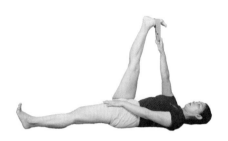

图 5.24

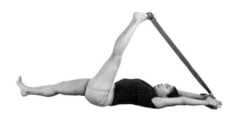

图 5.25

三、体式平衡结构图（图 5.26、图 5.27）

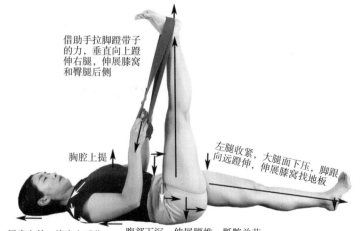

借助手拉脚蹬带子的力，垂直向上蹬伸右腿，伸展膝窝和臀腿后侧

左腿收紧，大腿面下压，向远蹬伸，脚跟伸展膝窝找地板

胸腔上提

展肩向外，旋肩向后收下巴，伸展脖颈后侧

腹部下沉，伸展腰椎，骶髂关节下压，右外腹股沟和右坐骨伸展向后，伸展右侧腰

图 5.26

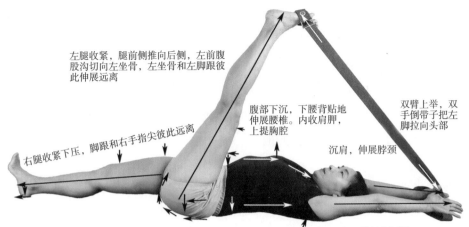

左腿收紧，腿前侧推向后侧，左前腹股沟切向左坐骨，左坐骨和左脚跟彼此伸展远离

腹部下沉，下腰背贴地伸展腰椎。内收肩胛，上提胸腔

双臂上举，双手倒带子把左脚拉向头部

右腿收紧下压，脚跟和右手指尖彼此远离

沉肩，伸展脖颈

左外腹股沟向后，左坐骨和左手指尖彼此远离，伸展左侧腰

图 5.27

四、常见问题和解决办法

（一）双腿伸不直，下方腿飞起变轻，腰部顶起

原因分析：腿和臀后侧的伸展性不够，腿部力量不足，用腰椎代偿抬腿向上。

解决办法：在下方腿脚跟下垫高（图 5.28），让下方腿可以有支点来下压伸展，保持根基的稳定。在上方脚足弓处套伸展带，增加手臂的长度，减小腿后侧的伸展（见图 5.24）。

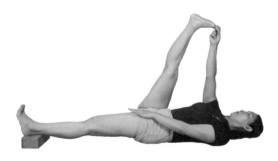

图 5.28

（二）骨盆不正位，左右不等高，上下不平齐

原因分析：身体僵硬，特别是腿后侧肌肉韧带伸展不够。头脑觉知力不足。

解决办法：

1. 身体僵硬引起骨盆不正位，可同时在下方脚下垫高，上方脚上套伸展带（参考图 5.24 和图 5.28）。

2. 增加头脑的觉知力。以右侧为例：抬右腿向上时，一是右侧坐骨容易翘起并去向侧腰的方向，让骨盆、脊柱和侧腰线都偏离正位；二是左腿容易丢失下压的力，让左腿后侧离开地板。

> **注意事项：** 下方腿伸展下压，特别是大腿面上端的下压。上方腿外腹股沟外旋伸展向后，拉长外腹股沟到腋窝的距离，伸展侧腰。

五、体式功效

- 帮助打开腿后侧的肌肉和韧带，灵活髋关节。
- 对坐骨神经痛、腰椎间盘突出、背部疼痛有缓解作用。

六、特别提示

生理期不宜练习该体式。

第六节　仰卧手抓大脚趾Ⅲ式
（Supta Padangusthasana Ⅲ）

一、体式类别

仰卧 + 脊柱自然顺位伸展

二、体式步骤和要点

（一）准备体式

仰卧山式—单锁腿式—仰卧手抓大脚趾Ⅰ式肌肉层面

（二）进入体式（以右腿为例）

1. 进入手抓脚趾Ⅰ式肌肉层面（图 5.23）。呼气，右腿从内腹股沟向外打开落向地板方向（图 5.29）。

注意事项：①手抓不到脚的习练者，带子做成小圈套在右脚前脚掌，右手抓住小圈，带子另一端从肩胛下穿过，左手抓握带子。伸直右腿，右手拉带子，从右大腿内侧伸展右腿落向地板，左手拉带子把脚带向头部，左、右肘落到地板上，大臂和肩平齐（图5.30）。②如果肘落不到地板上，就把带子的圈做大。③生理期在右大腿外侧垫抱枕，来放松腹部。

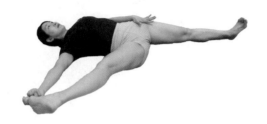

图 5.29

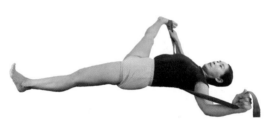

图 5.30

（1）左腿足跟、大腿面上端、右侧肘关节三点（根基）压实地板，不要丢失左腿的力。

（2）右腿脚踝外侧、腓骨头、股骨头三点上提，尤其是股骨头有力提向天花板。从腹股沟向足弓伸展右腿内侧。

（3）右外腹股沟向后，远离右侧腋窝。伸展右侧腰，保持两腰线等长。

（4）左坐骨下沉变重，右坐骨上提变轻，两胯等高。

（5）右肘下沉变重，右肩胛上提变轻。

2. 头中正，眼睛看天花板；或看向鼻尖的方向。

3. 面部、喉咙放松，呼吸放松。

（三）出体式

1. 右手拉带子，收着右腿外侧（尤其是右膝外侧），直腿带回到仰卧手抓大脚趾 I 式。

2. 右手拉带子，把脚轻微带向头部几秒后，松开带子回到仰卧山式。

三、体式平衡结构图（图 5.31）

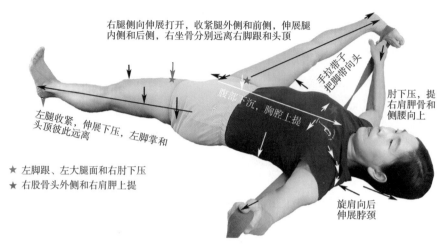

右腿侧向伸展打开，收紧腿外侧和前侧，伸展腿内侧和后侧，右坐骨分别远离右脚跟和头顶

手拉带子把脚带向头

肘下压，提右肩胛骨和侧腰向上

腹部下沉，胸腔上提

左腿收紧，伸展下压，左脚掌和头顶彼此远离

★ 左脚跟、左大腿面和右肘下压
★ 右股骨头外侧和右肩胛上提

旋肩向后伸展脖颈

图 5.31

四、常见问题和解决办法

（一）地面腿跷起，打开腿的角度不到 90 度

原因分析：腿部和髋关节僵紧。

解决办法：借助辅具降低难度。比如：在地面腿脚跟下垫高；放大伸展带圈；上方大腿根外侧垫高，在有支撑的情况下，学习伸展。

（二）骨盆倾斜，侧腰不等长

原因分析：腿部和髋关节僵紧；觉知力不够。

解决办法：

1. 借助辅具调整，同第一个问题。

2. 同伴互助（以打开右侧腿为例）。

习练者进入体式。辅助者左脚垫在习练者右臀外侧，帮助上提右侧股骨头，避免重心倒向右侧。辅助者右手压住习练者左髂骨，不让左坐骨变轻，左手推习练者右大腿内侧向外向下压，帮助习练者打开髋关节（图 5.32）。

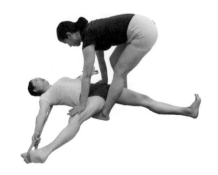

图 5.32

- 伸展下肢肌肉和韧带，灵活髋关节。
- 缓解坐骨神经痛和下背部疼痛。
- 展开下腹部，释放盆腔器官，缓解疝气，对女性生理期问题有调理作用。

六、特别提示 ➜

生理期在大腿外侧垫支撑物，避免腹部紧张。

第七节　仰卧手抓大脚趾Ⅳ式
（Supta Padangusthasana Ⅳ）

一、体式类别

仰卧 + 扭转

二、体式步骤和要点

（一）准备体式

准备体式为仰卧山式—单锁腿式—肌肉层面仰卧手抓大脚趾Ⅰ式。

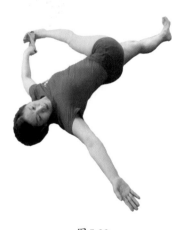

（二）进入体式（以右腿为例）

1. 左手勾握右脚大脚趾或拉脚上的伸展带，呼气，把右腿带向身体左侧地板的方向。

2. 左肘落到地板上，把脚沉向地板的同时拉向头部。右大臂和肩平齐贴地向右伸展，右肩下压，右胸腔伸展向右手的方向，从颈根转头看向右手（图 5.33）。

图 5.33

注意事项：如果肘落不到地板上，就放大带子的圈。

（1）左腿保持伸展，脚跟和头彼此远离，不要丢失左腿的力。

（2）保持肩轴不动，骨盆逆时针转动，把右髂骨、右臀、右大腿外侧伸展向右脚外缘，右外腹股沟向后伸展远离右腋窝，伸展右侧腰。

（3）右脚和右手彼此伸展远离。

（4）右肩胛骨变重下压，左肩胛变轻上提。

3. 面部、喉咙放松，呼吸放松。

（三）出离体式

1. 收着右腿外侧，带回到仰卧手抓大脚趾Ⅰ式。

2. 双手拉带子，把脚轻微带向头部几秒后，回到仰卧山式。

三、体式平衡结构图（图 5.34）

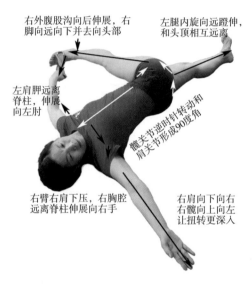

右外腹股沟向后伸展，右脚向远向下并去向头部

左腿内旋向远蹬伸，和头顶相互远离

左肩胛远离脊柱，伸展向左肘

髋关节逆时针转动和肩关节形成90度角

右臂右肩下压，右胸腔远离脊柱伸展向右手

右肩向下向右右髋向上向左让扭转更深入

图 5.34

四、常见问题和解决办法

（一）打开腿的角度不到 90 度

原因分析：腿部和髋关节僵紧。

解决办法：

1. 做屈膝的仰卧扭转动作（图 5.35），加强腰髋的灵活性。

2. 平时加强仰卧手抓大脚趾Ⅰ式的练习，加强腿和臀后侧肌肉韧带的伸展性。

（二）骨盆倾斜，侧腰不等长

原因分析：腿部和髋关节僵紧，或觉知力不够。

解决办法：

1. 同第一个问题的解决办法，屈腿降低难度来调整体式正位。

2. 同伴互助（以右腿在上为例）。

习练者进入体式，辅助者站在其臀的后方。辅助者右脚垫在习练者左大腿外

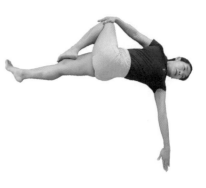

图 5.35

侧，避免左腿过多倒向地板。左手把习练者左外腹股沟向后拉，帮助伸展右侧腰。右手推习练者小腿外侧向远向下，加深扭转（图 3.36）。

或辅助者蹲在习练者臀部后侧，左手按压习练者右肩膀向下，右手推习练者右臀去向右大腿外侧，帮助加深扭转（图 3.37）。

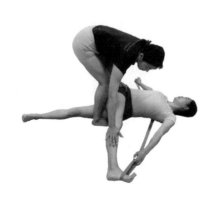

图 3.36

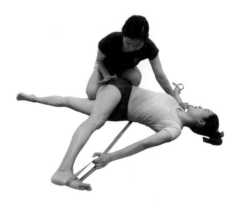

图 3.37

五、体式功效

- 伸展髋关节外侧的肌肉和韧带，灵活髋关节。
- 缓解坐骨神经痛和下背部疼痛。
- 灵活脊柱，增进脊柱健康。
- 帮助身体排毒，净化身体。
- 按摩腹腔器官，有助于肠胃消化系统健康。

该体式属于闭合性扭转，生理期不宜练习。

第八节　仰卧扭转式（Jathara Parivartanasana）

一、体式类别

仰卧 + 扭转

二、体式步骤和要点

（一）准备体式

仰卧山式

（二）进入体式（以右侧为例）

1. 伸展两臂成侧平举，掌心朝上。

2. 屈膝踩地，臀部稍左移，伸展双腿向上至 90 度。

3. 呼气，压住双肩，髋轴沿脊柱顺时针转动，右脚落于右手之上，转头看向左手（图 5.38）。

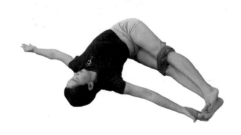

图 5.38

（1）双腿有力伸展，股骨头内收。

（2）左臀和左大腿外侧的肌肉拉向左脚外踝的方向，双脚掌对齐。

（3）左胸腔伸展向左手，右肩胛伸展向右手。左肩胛下压变重，右肩胛上提变轻。

（4）外腹股沟外旋，坐骨向后，以保持脊柱中正，躯干两侧等长伸展。

4. 面部、喉咙放松，呼吸放松。

（三）出体式

1. 呼气，头和身体转正，回到仰卧上伸腿式。

2. 回到仰卧山式。

变体 1：脚掌放在膝盖上（图 5.35）。

变体 2：大小腿、大腿和躯干都保持 90 度夹角（图 5.39）。

变体3：大小腿折叠靠向腹部，膝盖去找腋窝。（图 5.40）

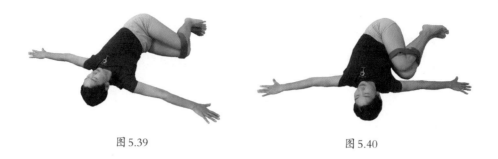

图 5.39   图 5.40

三、体式的平衡结构图（图 5.41、图 5.42）

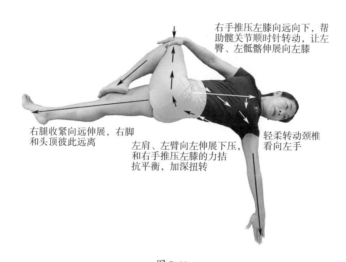

右手推压左膝向远向下，帮助髋关节顺时针转动，让左臀、左骶髂伸展向左膝

右腿收紧向远伸展，右脚和头顶彼此远离

左肩、左臂向左伸展下压，和右手推压左膝的力拮抗平衡，加深扭转

轻柔转动颈椎看向左手

图 5.41

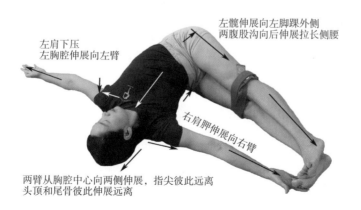

左髋伸展向左脚踝外侧
两腹股沟向后伸展拉长侧腰

左肩下压
左胸腔伸展向左臂

右肩胛伸展向右臂

两臂从胸腔中心向两侧伸展，指尖彼此远离
头顶和尾骨彼此伸展远离

图 5.42

四、常见问题和解决办法

反侧肩翘起，或脚/膝对不齐，落不了地

(原因分析): 脊柱和髋的灵活性不够。

(解决办法): 在脚下或膝下垫支撑物。找到稳定的支点后，伸展脊柱，加深扭转。

五、体式功效

- 灵活脊柱，刺激脊神经，改善脊柱问题。
- 缓解背部僵紧和疼痛。
- 按摩腹部器官，帮助消化。
- 释放精神压力，缓解失眠抑郁。
- 扭转体式能够真正触达紧张的核心，深度释放头脑和身体。

六、特别提示

- 生理期、饭后饱腹不宜练习。
- 练习方式不同，带给身体和头脑的作用也不同。

  静态练习：保持在体式中至少30秒以上。作用于肌肉和器官层面，锻炼肌肉韧带的静力伸展，培养耐力，同时加强腹部器官。

  动态练习：快速左右交替，每侧至少6次。更多作用于骨骼关节层面，快速激活身体的肌肉韧带，唤醒精神快速转换；释放下背部，解锁髋关节的紧张。

第九节　有支撑的仰卧束角式
（Salamba Supta Baddha Konasana）

一、体式类别

仰卧 + 后弯

二、体式步骤和要点

（一）准备体式

束角式

1. 辅具准备：在垫子的一端，对齐中心线竖着放抱枕。在抱枕的远端放折叠的毛毯。

2. 绑带子：把带子做个大圈，从头上套进去，后边放在骶髂和腹股沟的位置，前端套在双脚踝外侧，拉紧带子。带扣放在大小腿之间挨不到皮肤的地方（图5.43）。

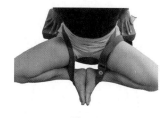

图5.43

（二）进入体式

1. 手推地板或砖，把臀部提起，前推，让耻骨垂直地板送向脚跟。臀部贴着抱枕的前端坐在垫子上，让抱枕正对臀部的中心。

注意事项：下腰背有问题者，臀部离开抱枕大约一个拳头的距离。

2. 手撑地，圆着后背，脊柱一节一节慢慢地落在抱枕上，确保脊柱躺在抱枕的中线上，头中正，头下毛毯的边缘触碰到肩的边缘，毛毯的高度让额头略高于下巴。双臂放在身体两侧，掌心向上（图5.44），或互抱手肘在头顶（图5.45）。

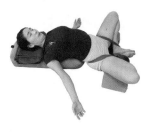
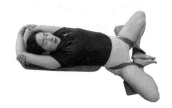

图5.44   图5.45

（1）脸的角度。眉心略高于下巴，使内在视线和头脑意识能够从前额流淌向下巴的方向，帮助身心放松。

（2）后背。后背的皮肤和肌肉去向臀部的方向。双手把背部的皮肤从肩胛骨捋向臀部，手托骨盆，把臀部送向脚跟的方向。圆形抱枕使脊柱能很好地被支撑，而后背的皮肤肌肉则能放松向两侧展开。

（3）胸的结构。腰椎提向胸椎，胸椎推向胸骨，从胸腔中心打开胸腔。后背的弧形展开也让胸肋的皮肤和肌肉从身体前侧中线向两侧展开流淌向下。

（4）腹部柔软放松下沉，不要有任何紧张。

注意事项： 对于髋关节僵紧、双腿外旋能力差、腿的外侧不能落到地板上的习练者，在大腿外侧合适的位置垫支撑物，减缓腹股沟的压力，让腿被动放松。

3. 关闭双眼。闭眼可以让意识更多地去向身体的内在，让身心更放松。

4. 面部、喉咙放松，呼吸放松。呼吸要触碰到后肋。

（三）出体式

1. 用手将双膝稍微抬高一点，释放髋关节。

2. 双手撑地，抬头，提着胸腔出体式。

三、体式平衡结构图（图5.46）

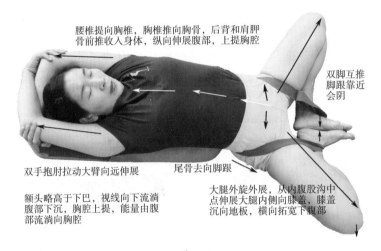

腰椎提向胸椎，胸椎推向胸骨，后背和肩胛骨前推收入身体，纵向伸展腹部，上提胸腔

双脚互推脚跟靠近会阴

双手抱肘拉动大臂向远伸展

尾骨去向脚跟

额头略高于下巴，视线向下流淌腹部下沉，胸腔上提，能量由腹部流淌向胸腔

大腿外旋外展，从内腹股沟中点伸展大腿内侧向膝盖，膝盖沉向地板，横向拓宽下腹部

图5.46

四、常见问题和解决办法

（一）膝盖离地很高

原因分析：髋关节僵紧。

解决办法：在大腿外侧垫支撑物（图5.44）。

（二）腰椎或骶髂关节有压力

原因分析：腰椎或骶髂关节有毛病。

解决办法：调整支撑物和尾骨的距离，腿下有支撑，或同时在臀部下方垫高。避免髋关节的僵紧带给腰骶更大的压力。

（三）头的位置不正确，前额过高或过低

原因分析：头下支撑物高度不合适，前额过高会压迫喉咙，影响呼吸，过低则不利于神经放松和身心的修复。

解决办法：调整头下支撑物的高度，让前额略高于下巴，有助于内在的视线看向胸腔的方向，带来头脑和神经的修复和放松。

五、体式功效

- 脊柱被支撑，胸腔被打开，可提升身体能量。
- 弧形抱枕给脊柱提供支撑，让肩膀和躯干前后侧的皮肤和肌肉从身体中线放松向两侧展开并流淌向下，被提升的能量流动起来，让身体和头脑得到很好的放松和修复。
- 盆腔横向被打开，有利于生殖和泌尿系统的健康，适合生理期练习，对女性生理期问题有调理和改善作用。
- 对膝、髋以及骶髂关节的炎症有调理作用，缓解坐骨神经痛。

六、特别提示

由于是修复体式，在体式中保持时间至少要达到 5 分钟。

第十节　有支撑的仰卧英雄式
（Salamba Supta Virasana）

一、体式类别

仰卧 + 后弯

二、体式步骤和要点

（一）准备体式

英雄坐

1. 辅具准备：抱枕（或毛毯折叠成半个背宽的窄条）竖着放在垫子的中线上，远端放折叠的毛毯（或抱枕下垫砖）支撑头颈部。

2. 如果躺下去膝关节容易打开，在双腿上套带子。

（二）进入体式

1. 在支撑物前端进入英雄坐（图 5.47、图 5.50）。

2. 手撑地，圆着后背脊柱一节一节地慢慢落在抱枕上，确保脊柱躺在抱枕的中线上，头中正（图 5.48）。

（1）头、胸、腹、后背的结构和调整同仰卧束角式。

（2）双臂抱肘置于头顶，中间交换抱肘方向（图 5.49、图 5.51），如果肩和手臂能落在地板上时，手臂上举，掌心朝上（图 5.52）。

> 注意事项：①如果脚踝、膝关节有压力，可以在臀部下方垫高，同时同等加高后背支撑物的高度。②如果腰骶部位不舒服，可加高背后支撑物的高度，让臀部离开抱枕 10cm 的距离。③如果躺下去膝盖会打开，在腿上绑带子。

3. 闭眼，内在视线看向胸腔的方向。

4. 面部、喉咙放松，呼吸放松。

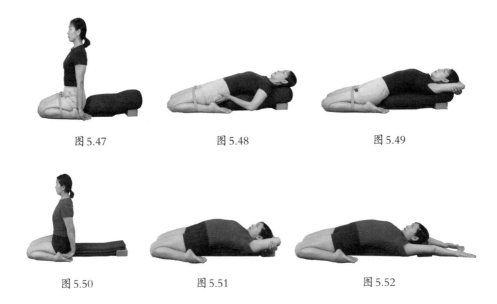

图 5.47　　　　　图 5.48　　　　　图 5.49

图 5.50　　　　　图 5.51　　　　　图 5.52

（三）出体式

1. 双手撑地，抬头，提着胸腔出体式。

2. 英雄式身印（图 4.18）伸展放松下腰背。

3. 回到手杖式放松伸展双腿。

三、体式平衡结构图（图5.53）

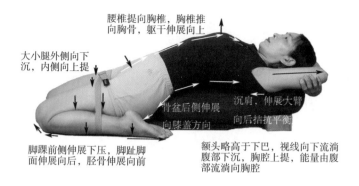

腰椎提向胸椎，胸椎推
向胸骨，躯干伸展向上

大小腿外侧向下
沉，内侧向上提

骨盆后侧伸展
向膝盖方向

沉肩，伸展大臂
向后拮抗平衡

脚踝前侧伸展下压，脚趾脚
面伸展向后，胫骨伸展向前

额头略高于下巴，视线向下流淌
腹部下沉，胸腔上提，能量由腹
部流淌向胸腔

图5.53

四、常见问题和解决办法

（一）膝盖脚踝，腰骶疼，躺不下去

原因分析： 腹股沟、大腿面，膝关节和脚踝前侧的伸展性不够。

解决办法： 借助辅具，降低难度。

1. 首先垫高臀部，确保能正确坐在英雄坐中。然后在臀部支撑物高度基础上再垫抱枕，一个不行，往后错开一个拳头的距离再加一个抱枕，直到能够躺下去。如果膝盖疼，可在膝盖窝垫毛巾卷。如果脚踝疼，可以在脚踝下垫毛巾卷。

2. 平时加强脚踝前侧、大腿面的伸展性练习，从根本上解决英雄卧躺不下去的问题。

（二）躺下去膝盖分开

原因分析： 脚踝前侧、大腿面和腹股沟的伸展性不够。

解决办法： 绑带子（图5.53）。把带子做个圈，从膝盖处套进去，拴在大腿面上三分之一处，收紧带子。让大小腿互相靠近，避免躺下去后双腿分开。

五、体式功效

同仰卧束角式（见P225）。

同仰卧束角式（见 P225）。

第十一节　椅子上的内收直棍式
（Dwi Pada Viparita Dandasana on Chair）

一、体式类别

仰卧 + 后弯

二、体式步骤和要点

（一）进入体式

1. 双腿穿过椅子靠背，面朝椅子靠背坐在椅子上。手抓椅子靠背两侧，脚和臀部向前移动，让后背落到椅子面上（图 5.54）。

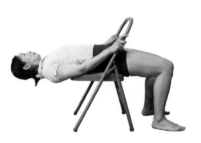

图 5.54

2. 手推椅子，让身体向头的方向滑动，肩胛骨下缘卡在椅子面边缘，展开胸腔，头顶百会穴朝向地板。双手逐一伸到椅子面下，掌心朝上抓握椅子后腿的横梁，没横梁的掌心朝内抓握椅子后腿（图 5.55）。

3. 依次伸直双腿，脚跟中点压地，脚趾回勾，前脚掌前推（图 5.56）。

（1）收尾骨，大腿面下压，伸展双腿，释放腰椎。

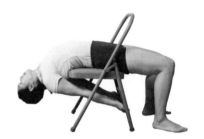

图 5.55

（2）腰椎提向胸椎，胸椎推向胸骨，释放腰椎。

（3）手拉椅子横梁，旋肩向后，内收肩胛，展开胸腔。

（4）腹部保持被动放松。

4. 面部、喉咙放松，呼吸放松。

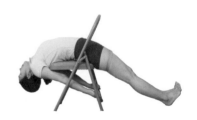

图 5.56

（二）出体式

1. 收回双腿，双脚踩地。

2. 松开双手，抓握椅子靠背两侧，提着胸腔抬起上体，坐在椅子面上。

3. 两臂垂落在身体两侧，把胸腔靠在椅背上低头放松片刻。

4. 抓握椅背，动态做几次椅子上的巴拉德瓦伽扭转，再次释放下腰背（图 5.63、图 5.64）。

5. 出离体式。

三、体式平衡结构图（图 5.57）

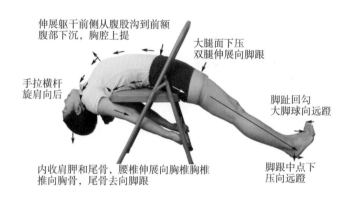

伸展躯干前侧从腹股沟到前额
腹部下沉，胸腔上提

大腿面下压
双腿伸展向脚跟

手拉横杆
旋肩向后

脚趾回勾
大脚球向远蹬

内收肩胛和尾骨，腰椎伸展向胸椎胸椎
推向胸骨，尾骨去向脚跟

脚跟中点下
压向远蹬

图 5.57

四、常见问题和解决办法

（一）腿伸不直，腰椎有压力

原因分析：髋和脊柱的灵活性不够。

解决办法：借助辅具降低难度。在脚下方垫高，直到腿和胸腰能够伸展（图 5.58、图 5.59）。但脚跟的高度不能高于坐骨。脚跟要下压砖，同时要蹬向墙，激活双腿，释放下腰背。

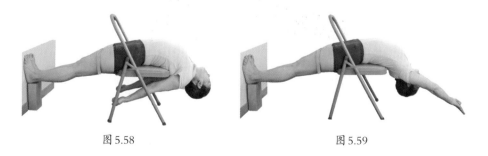

图 5.58

图 5.59

（二）颈椎不舒服或头脑发胀

原因分析：颈椎可能有问题。

解决办法：

1. 在头下垫高度合适的支撑物，让头顶中心有支撑，但不要让脖颈有挤压（图5.60）。

2. 双手臂抱肘，托住后脑，减轻颈椎的压力（图5.61）。

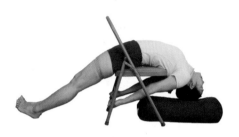 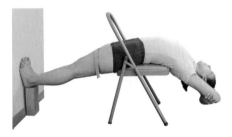

图5.60　　　　　　　　　　　　　图5.61

五、体式功效

- 扩展胸腔，改善呼吸功能，对哮喘有理疗功效。
- 改善含胸弓背的不良体态。
- 伸展脖颈前侧，增加喉咙的血液供应，对甲状腺有理疗作用。

六、特别提示

- 生理期或下腰背有问题者可以用两把椅子来练习，头下有支撑，两脚分开与髋同宽，来放松下腹部和下腰背（图5.62）。

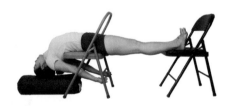

图5.62

- 内收直棍出体式后，一般采用椅子上的巴拉瓦伽德式放松下腰背的紧张（图5.63、图5.64）。

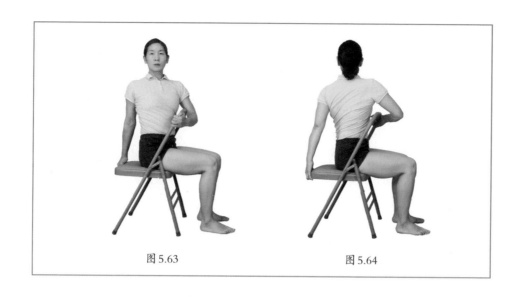

图 5.63 　　　　　　　　　　　图 5.64

第十二节　倒箭式（Viparita Karani）

一、体式类别

仰卧 + 倒置 + 后弯

二、体式步骤和要点

（一）体式辅具准备

1. 辅具：一块砖，一个抱枕，1~2 条毛毯。

2. 辅具摆放：靠墙横着放置一块第二高度的砖，贴着砖横放一个抱枕，如果抱枕高度不够，可以在抱枕下放一条折成长条的毛毯。

（二）进入体式

1. 身体侧对墙坐在抱枕一端。手肘外侧撑地侧卧下来，两坐骨贴靠墙壁（图 5.65）。

2. 翻转身体仰面躺下，骶骨在抱枕上，后腰贴合抱枕边缘，肩、颈和头后侧在地板上。逐一蹬直双腿，让臀和腿的后侧贴靠墙壁。双臂向两侧打开，掌心向上。肘的高度不要超过肩膀（图 5.66）。

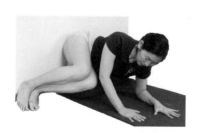

图 5.65

（1）双腿屈膝，两脚踩在墙上，手抓垫子边缘，让肩膀靠近抱枕，让坐骨贴在墙上。

（2）腰椎提向胸椎，胸椎推向胸骨，收肩胛，提胸腔。

（3）旋肩向后，伸展脖颈后侧。

（4）腹股沟柔软深陷，腹部保持被动。

3.闭上双眼，内在视线看向胸腔方向。

4.面部、喉咙放松，呼吸放松。

（二）出体式

1.睁开眼睛，屈膝脚蹬墙，身体向后滑动，臀部落到地板上，双腿束角或简盘（交换腿）放在抱枕上（图5.67），在这个姿势停留一会儿。

2.右转起身，出离体式。

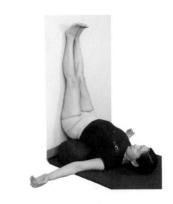

图 5.66

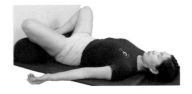

图 5.67

三、体式平衡结构图（图 5.68）

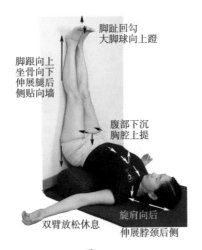

脚趾回勾
大脚球向上蹬

脚跟向上
坐骨向下
伸展腿后
侧贴向墙

腹部下沉
胸腔上提

双臂放松休息

旋肩向后

伸展脖颈后侧

图 5.68

四、常见问题和辅助纠正措施

臀部离开墙壁，身体向后滑

原因分析：腹股沟僵紧，肩关节僵紧，脊柱灵活性不够。

解决办法：调整腰下方支撑的高度。

五、体式功效

- 增加下肢血液回流，放松双腿，对下肢静脉曲张有缓解和调理作用。
- 身体在倒置的结构中，对肛裂和痔疮有缓解作用。
- 放松头脑，释放紧张，修复身心疲劳。

六、特别提示

背后的支撑物要稳定托举起后背，身体重量不能滑向头部，否则会增加头的沉重感，难以获得体式带给头脑和身体的放松。

第十三节　挺尸式（Savasana）

一、体式类别

仰卧 + 脊柱自然顺位伸展

二、体式步骤和要点

（一）进入体式

1. 屈膝坐在垫子上的中心线上，双脚踩地（图 5.69）。

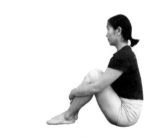

图 5.69

2. 手在臀部后侧撑地，圆背躺在垫子上，确保躺正。双手把骨盆后侧送向脚跟的方向，伸展腰椎，让下腰背落地（图 5.70）。

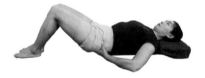

图 5.70

3. 逐一蹬直双腿，双脚放松向两侧打开，完全释放双腿、双脚在地板上。双臂向两侧伸展落地，和身体夹角 60 度左右，掌心向上。闭眼进入挺尸式（图 5.71）。

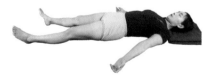

图 5.71

注意事项： 如果颈椎不舒服或头后仰，在头和脖颈下垫毛毯，让额头略高于下巴。

（1）身体两侧均匀展开在地板上，后脑尾骨在一条直线上，双手、双脚对称摆放。

（2）完全释放整个头面部皮肤和肌肉、眉心、太阳穴、上下眼皮、眼周围的小肌肉。眼球柔软被动沉入眼窝的底端。放松鼻腔、内耳、牙齿和舌头，放松喉咙的底端和顶端。

（3）大脑融化流淌向后脑。

（4）逐一放松身体所有的骨骼、关节、肌肉和皮肤，任何部位都不要收紧，让身体松弛沉向地板，依次为双肩、双臂、双手，胸腔、腹腔、盆腔以及内在的器官，上背、中背、下背以及臀部的外层和内层，骨盆、双腿和双脚。

（5）呼吸柔软放松，让意识专注于呼吸，通过呼吸连接身心。

（6）挺尸式至少要保持5分钟以上。

注意事项： 挺尸式的变体：

1. 后弯体式后，下腰背紧张者可以在膝盖下横放一个抱枕（图5.72），或把小腿搭在椅子面上，使膝窝和脚踝有支撑（图5.73、图5.74），让腰椎更好地落向地板。

2. 站立体式后大腿面紧张者，把抱枕压在大腿面上帮着释放大腿肌肉。

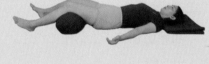

图5.72

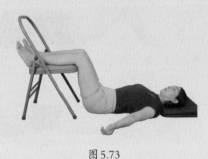

图5.73

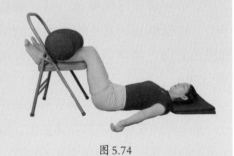

图5.74

3. 想要躺下快速放松补充能量的，可以在脊柱下方垫毛毯或抱枕来支撑脊柱，更好地提起胸腔（图5.75、图5.76）。

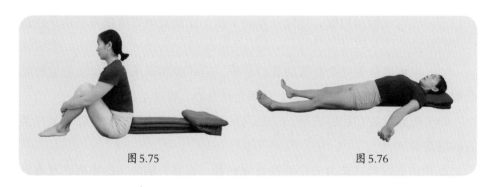

图 5.75   图 5.76

（二）出体式

1. 依次弯曲双腿，双脚分开踩地，双膝内侧靠拢；双手收回，以舒适的姿势放在腹部，在这里再次放松几个呼吸（图 5.77）。

2. 右臂伸展过头，身体向右侧翻转，右侧太阳穴枕在大臂上，双膝收向腹部，左手放在腹前的地板上，再次放松身体（图 5.78）。

3. 左手撑地，以面朝下的方式，提起下、中、上背，最后抬起头部，以简易盘坐结束。

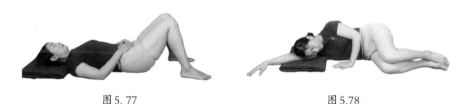

图 5.77   图 5.78

三、常见问题和解决办法

（一）躺不正

原因分析：习惯不好或身体左右发展不均衡。

解决办法：增加头脑觉知力，进行自我矫正。找好垫子的中线，躺的过程中提高头脑觉知力，躺下去后也可抬头观察自己是否躺正。

（二）头脑静不下来

原因分析：大脑自身是活跃的，感官也容易被外界所干扰。

解决办法：

1. 找到一些让意识专注的定锚点，把专注力放在这些锚点上。

（1）呼吸。让呼吸变得缓慢、均匀、柔和、深长。学习有意识地聆听自己的呼吸，感受呼吸的长度和对身体内在的触碰，让意识专注在呼吸上。用意识带动感官慢慢向内收，排除外界的干扰，让繁乱的思绪慢慢沉落，创造内在的平静。

（2）也可以借助优美舒缓的背景音乐，把呼吸和音乐柔和优美的旋律结合起来，传递到身心的每个角落，达到放松身心、排除干扰的目的。

（3）把意识放在肚脐或眉心（第三只眼）的区域，用柔软的呼吸放松关注的地方等。

2. 让内在的真我作为一个纯粹的观察者，观察头脑念头的生灭，观察自己情绪的状态，即使不能控制思绪的纷飞，但通过不断感知自己的内在感受，来学习用柔和的呼吸来调整自己内在的平静不被外在的念头所干扰。

四、体式功效

- 舒缓放松紧张的神经系统，让头脑安静下来。
- 缓解失眠、头痛、偏头痛等症状。
- 放松身体，缓解疲劳。
- 促进身心的修复和患病后的康复进程。

五、特别提示

学习对头脑中各种念头的生灭来去不做任何的反应，只是去观察，学习成为一个平静、沉默的旁观者。

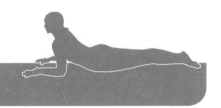

第二章　俯卧体式

第一节　俯卧山式（Adho Mukha Tadasana）

一、体式类别

俯卧＋脊柱自然顺位伸展

二、体式步骤和要点

（一）进入体式

1. 拉长着躯干前侧俯卧在垫子上，脖颈伸展，额头触地。手臂在体侧向后伸展，掌心朝向大腿，指尖伸展向脚趾（图 5.79）。

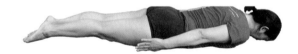

图 5.79

（1）双脚、双腿并拢向后伸展。脚踝、脚背、脚趾下压地板，特别是小脚趾骨压地。

（2）膝盖收紧抬离地板，膝盖内侧提向天花板，展开骶髂关节。

（3）尾骨内收，耻骨下压，展开前侧腹股沟贴地。

（4）股骨头内收，腹部内收，肩胛内收。

（5）肩头外展，斜方肌和肩胛骨拉向后背，伸展脖颈的后侧。

2. 面部、喉咙放松，呼吸放松。

（二）出体式

手推地，向右翻身坐起，或低头圆背推起身体。

三、体式平衡结构图（图 5.80）

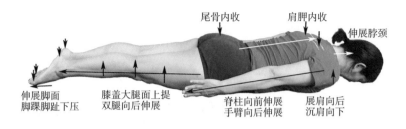

尾骨内收　　肩胛内收　　伸展脖颈

伸展脚面
脚踝脚趾下压　　膝盖大腿面上提
双腿向后伸展　　脊柱向前伸展
手臂向后伸展　　展肩向后
沉肩向下

图 5.80

四、常见问题和解决办法

身体松垮，塌向地板

原因分析：身体觉知力不够。

解决办法：两脚间夹砖，头顶顶砖，用脚和头把砖向远送，找到伸展的力。

五、体式功效

- 伸展脊柱和双腿，在俯卧位释放脊柱和下肢关节的压力。
- 放松头脑，缓解疲劳。

第二节　眼镜蛇式（Bhujangasana）

一、体式类别

俯卧 + 后弯

二、体式步骤和要点

（一）准备体式

俯卧山式

（二）进入体式

1. 保持俯卧山式的身体结构和发力。双手五指张开撑在胸肋两侧，中指朝前，小臂垂直，手臂内侧贴靠侧腰（图 5.81）。

2. 依靠手臂、腰腹和后背的力，依次把头、肩、胸、腹抬离地面，耻骨着地，躯干前侧穿过两臂向前向上伸展（图 5.82）。

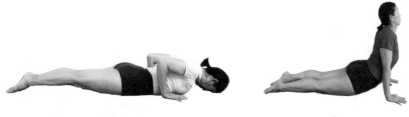

图 5.81　　　　　　　　　　　　　　图 5.82

（1）展开脚踝前侧压地，脚趾、脚面向后伸展，小腿胫骨和膝盖远离地板。

（2）臀部保持柔软，尾骨钉向地板。

（3）收肩胛，收后背，腰椎提向胸椎，胸椎推向胸骨，胸骨带动腹部伸展向上。

（4）小臂内旋，大臂外旋，横向展开胸腔和锁骨。

（5）躯干纵向伸展的同时，注意横向的拓宽。

（6）沉肩，伸展脖颈。

3. 面部、喉咙放松，呼吸放松。

（三）出体式

呼气，屈肘俯卧，回到俯卧山式。

三、体式平衡结构图（图 5.83）

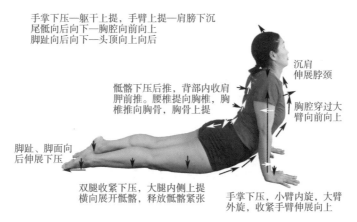

手掌下压—躯干上提，手臂上提—肩膀下沉
尾骶向后向下—胸腔向前向上
脚趾向后向下—头顶向上向后

沉肩
伸展脖颈

骶髂下压后推，背部内收肩胛前推。腰椎提向胸椎，胸椎推向胸骨，胸骨上提

胸腔穿过大臂向前向上

脚趾、脚面向后伸展下压

双腿收紧下压，大腿内侧上提横向展开骶髂，释放骶髂紧张

手掌下压，小臂内旋，大臂外旋，收紧手臂伸展向上

图 5.83

四、常见问题和解决办法

（一）耸肩，脖子变短；双腿、双脚松垮，没有伸展

原因分析：身体和头脑缺乏觉知力，太惰性。

解决办法：

1. 结合体式要点，加强手臂和脚面推压地板的力，伸展脖颈，卷动脊柱向后。

2. 两脚夹砖向远送（图5.84），启动双腿，稳定根基。手臂有力推地，提胸腔向上，展宽锁骨，伸展脖颈。

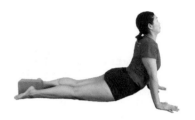

图5.84

（二）过分使用了腰椎

原因分析：身体和头脑太激性。

解决办法：

1. 针对髋关节和脊柱僵紧者，降低后弯幅度，找到腰椎的伸展。比如：启动核心肌肉做体式，手臂可以不用完全伸直（图5.85）；或做眼镜蛇式的变体，用小臂支撑做狮身人面像式（图5.86）；或把手掌向前放做海豹式（图5.87）。

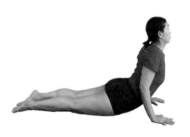

图5.85

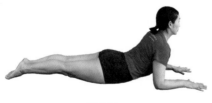 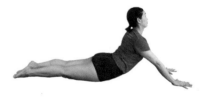

图5.86   图5.87

2. 身体太柔软者，往往会丢失肌肉抓握关节的力，靠腰椎起体式。这种情况要根据体式要点调动肌肉正确发力，靠肌肉的保护伸展着腰椎进入后弯。

五、体式功效

- 打开胸腔，提升能量；振奋精神，预防改善抑郁。
- 强健背部和脊柱周围的肌肉。
- 伸展腹部，按摩腹腔器官，有助于消化系统健康。

- 患有头痛、偏头痛、高血压疾病者慎重练习。
- 关注身体中线和两侧边缘的同步伸展。
- 后弯要时刻关注身体前侧的拉长。如前侧不伸展，就只能压缩后侧获得后弯的结构，会给腰椎和下腰背带来问题。

第三节　蝗虫式（Salambasana）

一、体式类别

俯卧＋后弯

二、体式步骤和要点

（一）准备体式

俯卧山式

（二）进入体式

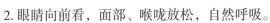 手臂在后的半蝗虫式

1.启动腰腹核心和后背的力量，呼气，抬起头、胸和上腹，手臂在身体两侧伸展去向脚的方向（图5.88）。

（1）双脚、双腿并拢向后伸展，脚趾、脚背压地，大腿内侧上提，释放骶髂关节。

（2）尾骨钉向地板，骨盆前侧推压地板。

（3）旋肩向后，沉肩向下，收肩胛，提胸腔，伸展脖颈。

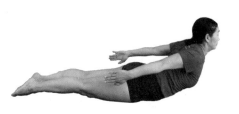

图5.88

2.眼睛向前看，面部、喉咙放松，自然呼吸。

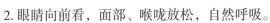 手臂在前的半蝗虫式

1.双臂沿地面向前伸展，勾大拇指，伸展指尖向前远离脚趾，让手臂拉动侧腰和脊柱伸展更多（图5.89）。

2. 启动腰腹核心和后背的力，呼气，手臂向远伸展着抬离地面，带动头、肩、胸腔和腹部离开地面向上伸展，眼睛看向指尖伸展的方向（图5.90）。

3. 面部、喉咙放松，呼吸放松。

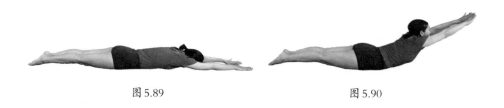

图5.89　　　　　　　　　　　　　图5.90

■ 全蝗虫式

1. 呼气，手臂、头、肩、胸腔和大腿同时抬离地面向远向上伸展，眼睛看向指尖伸展的方向（图5.91）。

（1）双腿并拢或略分开，收紧股骨头，从大腿根处伸展双腿向上。

（2）其他要点同上。

2. 面部、喉咙放松，自然呼吸。

（三）出体式

呼气，有控制地落回身体回到俯卧山式。

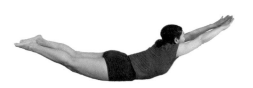

图5.91

三、体式平衡结构图（图5.92）

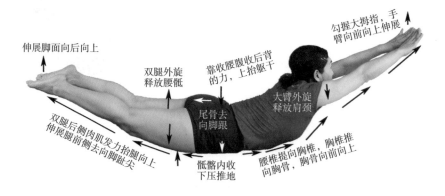

图5.92

四、常见问题和解决办法

（一）躯干抬不起来或不伸展

原因分析：髋关节和脊柱僵紧，腰腹和后背力量弱。

解决办法：

1. 借助椅子、墙壁或其他辅具来支撑手臂，伸展抬起上体（图5.93、图5.94）。

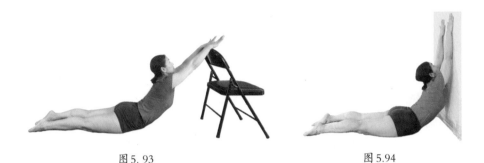

图5.93　　　　　　　　　　　　　　图5.94

2. 双人辅助（图5.95）。辅助者双腿分开坐在习练者臀部上，双手抓握习练者大臂向上向后提起的同时，双脚有力蹬地，用臀部的力量把习练者的臀部向后推向下压，确保习练者在上体抬起的过程中，腰椎被拉长。让习练者体会尾骨向后并钉向地板的力。

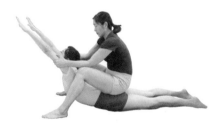

图5.95

3. 手臂向后伸展，减小伸展半径，降低体式难度（图5.96）。

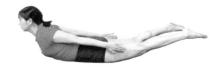

图5.96

（二）根基不稳，腿分开过大

原因分析：下肢、腰腹和后背力量弱，髋关节后伸能力不足。

解决办法：在脚踝处套带子或两脚间夹砖。借力加强腿部的力量，增加根基的稳定性，纠正腿分开过大的问题。

五、体式功效

- 强健下肢、后背和腰腹核心的肌肉，重整和重建后背发展不均衡的问题。
- 强健脊柱和脊神经，改善含胸驼背的不良姿势，改善神经传导的功能。
- 打开胸腔，改善呼吸功能，提升能量。
- 按摩强化腹部器官的功能，有助于消化系统的健康。
- 改善抑郁、情绪低落的状态。

六、特别提示

- 患有头痛、偏头痛、高血压疾病者慎重练习。
- 生理期练习腹部下有支撑的半蝗虫式。

第四节　弓式（Dhanurasana）

一、体式类别

俯卧 + 后弯

二、提示步骤和要点

（一）准备体式

俯卧山式

（二）进入体式

半弓式

1. 大腿平行，屈双膝，脚跟靠向臀部，脚趾回勾。双手抓握脚踝，额头触地（图 5.97）。

（1）旋肩向后，伸展脖颈。

（2）肩胛内收，展开肩和胸的前侧。

2.呼气，脚踝向后拉动手臂，抬起肩、胸和上腹离开地面，最后抬头目视前方（图5.98）。

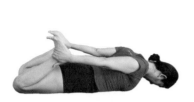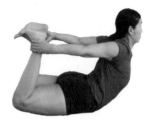

图5.97　　　　　　　　　　　图5.98

（1）尾骨和坐骨钉向地板，不要过度收紧臀部，臀肌适当放松。

（2）展肩向后，沉肩向下，推肩胛向前，胸腔、腋窝展开上提，带动胸腔向前向上。

（3）后腰线推向前腰线，前腰线从腹股沟处伸展上提。

（4）大腿外侧切向地板，内侧上提，展开骶髂关节。

3.面部、喉咙放松，呼吸放松。

全弓式

1.大腿平行，屈双膝，脚跟靠向臀部，绷脚尖。双手抓握脚背，额头触地（图5.99）。

2.呼气，肩、胸腔和大腿面同时抬离地面向上伸展，最后抬头目视前方（图5.100）。

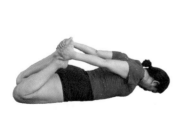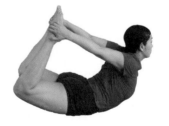

图5.99　　　　　　　　　　　图5.100

（1）以腹股沟为界，伸展腹部胸腔向前向上，伸展大腿面向后向上。手臂和双腿不断拮抗，最大幅度地提升胸腔和双腿。

（2）根基、躯干和双肩的力同半弓式。

3. 面部、喉咙放松，呼吸放松。

（三）出体式

呼气，有控制落下身体，回到俯卧山式。

三、体式平衡结构图（图 5.101）

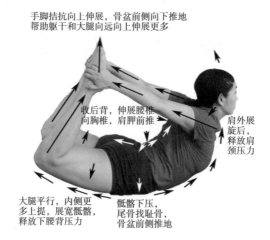

手脚拮抗向上伸展，骨盆前侧向下推地
帮助躯干和大腿向远向上伸展更多

收后背，伸展腰椎
向胸椎，肩胛前推

肩外展
旋后，
释放肩
颈压力

大腿平行，内侧更
多上提，展宽骶髂，
释放下腰背压力

骶髂下压，
尾骨找耻骨，
骨盆前侧推地

图 5.101

四、常见问题和解决办法

（一）手抓不到脚，上体抬不起

原因分析：髋关节和脊柱僵紧，腰腹和后背力量差。

解决办法：

1. 借助辅具，降低难度。

（1）手抓不到脚踝，把伸展带做成小圈套在脚踝上，手抓伸展带（图 5.102）。

（2）上体抬不起，在腹部垫支撑物（图 5.103）。

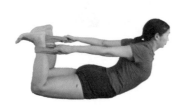

图 5.102

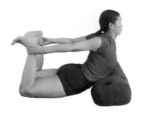

图 5.103

2. 双人辅助。

（1）半弓式。辅助者坐在习练者后侧，脚放在习练者大腿外侧，用小腿的力防止习练者膝盖打开。用手拉习练者的脚踝向后，帮其提胸腔向上（图5.104）。

（2）全弓式：辅助者站在习练者体后，用腿防止习练者膝盖打开，用手抓握习练者手脚相连的部位，轻轻往上提拉（图5.105）。

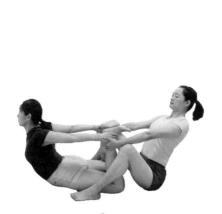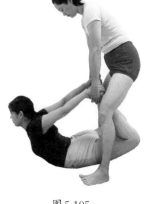

图5.104　　　　　　　　　　　图5.105

（二）膝盖大腿分开过大

原因分析：髋关节和脊柱僵紧。

解决方法：在膝盖上端绑带子，防止膝盖分开过大。

（三）过分使用腰椎

原因分析：伸展不够，多发生在身体灵活的习练者身上。

解决方法：把关注力更多放在身体的伸展上。

五、体式功效

同蝗虫式（见P244）。

六、特别提示

• 生理期做腹部有支撑的半弓式。

• 初学者不要在体式中停留时间过长。

第五节　蜥蜴式（Godasana）

一、体式类别

俯卧 + 前屈

二、体式步骤和要点

（一）准备体式

下犬式

（二）进入体式（以右脚在前为例）

1. 下犬式前移重心，右脚向前迈一大步，让右脚落在左侧腋窝下方，右小腿外侧落地，大小腿夹角不小于90度。左腿大腿面朝向地板，向后伸展，脚趾朝向正后方。双手撑地，收后背，伸展腹部胸腔（图5.106）。

2. 手臂向前伸展，让腹部、胸腔和头依次落向地板（图5.107）。

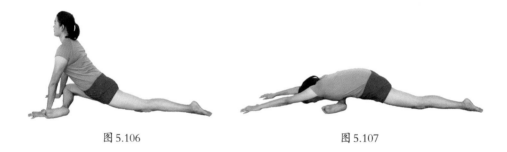

图 5.106　　　　　　　　　　　　　　　　图 5.107

（1）左腿内旋，右外腹股沟向后，让骨盆中正。

（2）两侧腰线等长并和地面等高，耻骨、肚脐、胸腔正对地板。

（3）左脚和右坐骨向后伸展，双臂双手向前伸展，纵向拉伸整个身体，同时注意横向拓宽躯干向下落。

3. 面部、喉咙放松，呼吸放松。

（三）出体式

手推地带回身体，呼气，回到下犬式。

（四）换反侧练习

略

三、体式平衡结构图（图5.108）

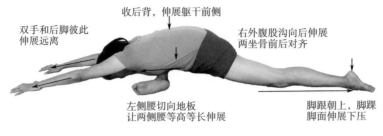

双手和后脚彼此
伸展远离

收后背，伸展躯干前侧

右外腹股沟向后伸展
两坐骨前后对齐

左侧腰切向地板
让两侧腰等高等长伸展

脚跟朝上，脚踝
脚面伸展下压

图5.108

四、常见问题和解决办法

身体倾斜不正位，含胸拱背

原因分析：髋关节外旋能力不足。

解决办法：

1. 习练者自我调整（图5.109）。习练者屈腿侧手臂撑在大腿外侧，直腿侧手臂屈腕向前伸展和后脚彼此远离。依靠双手的力，让躯干沿脊柱顺时针转动，把左外腹股沟向后伸展，右侧腰转向地板，调整躯干正位。

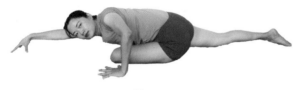

图5.109

2. 双人辅助（以屈左腿为例）（图5.110）。如果习练者前腿大小腿打开90度后，臀部落不下去，先在臀部和大腿外侧垫支撑物。如果臀下支撑物较高，相应在手下垫高。

辅助者站在习练者臀部后侧，左手臂从下方穿过腹部，把习练者腹部从右捋向左侧，右手同时推习练者中背部向前向下，帮助习练者后背转正和伸展。习练者保持放松呼吸，跟随辅助者的力呼气深入。

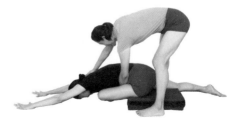

图5.110

五、体式功效

- 增加髋关节旋外的灵活性。
- 缓解坐骨神经痛及下背部问题。

六、特别提示

- 如果躯干着地膝盖痛，不要急着深入。
- 髋关节僵紧者借助辅具，在正位的基础上循序渐进增加髋关节的灵活性，不要急于求成，过分用膝关节代偿，造成损伤。

第六篇

支撑类体式

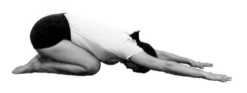

第一章 上下肢均等承重体式

第一节 斜板式（Utthita Chaturanga Dandasana）

一、体式类别

支撑＋脊柱自然顺位伸展

二、体式步骤和要点

（一）准备体式

金刚坐

（二）进入体式

1. 进入金刚式身印，找好手脚的间距（图6.1）。

2. 重心前移，抬高臀部，进入四脚板凳式，大腿手臂垂直地板（图6.2）。

3. 勾脚，手掌和脚趾推地，腰腹发力，蹬直双腿和骨盆躯干成一条直线，双脚、双臂垂直地板。头中正，眼睛看向双手前方的地板（图6.3）。

图6.1

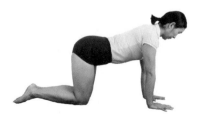

图6.2

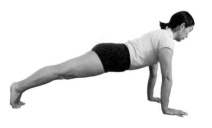

图6.3

（1）双脚并拢，脚趾推地，脚跟向远蹬。

（2）膝盖大腿面上提，尾骨内收推向耻骨，展开前侧腹股沟，保持骨盆中正。

（3）股骨头内收，腹部、肩胛内收，躯干前后均等伸展，让头顶和脚底彼此远离。

（4）手掌均衡推压地板，小臂内旋，大臂外旋，锁住手肘。

（5）收紧肱骨头，稳定肩胛骨，伸展脖颈，展宽锁骨。

（6）找到身体的中线，纵向伸展，横向拓宽。

4.面部、喉咙放松，呼吸放松。

（三）出体式

1.屈膝跪地，重心后移回到金刚式身印。

2.回金刚坐式。

注意事项：1.如果手腕疼，屈肘，让小臂落地支撑身体，大臂保持垂直（图6.4）。

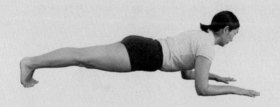

图6.4

2.习练者可以根据自身实际水平，选择降阶（图6.5）和进阶（图6.6）体式练习。

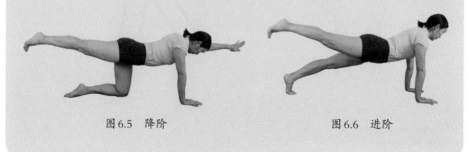

图6.5　降阶　　　　　　　　　　　图6.6　进阶

三、体式平衡结构图（图6.7）

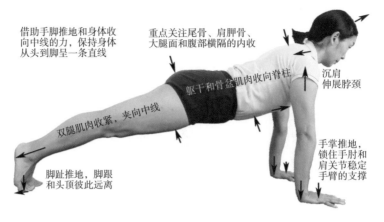

借助手脚推地和身体收向中线的力，保持身体从头到脚呈一条直线

重点关注尾骨、肩胛骨、大腿面和腹部横隔的内收

躯干和骨盆肌肉收向脊柱

沉肩伸展脖颈

双腿肌肉收紧，夹向中线

脚趾推地，脚跟和头顶彼此远离

手掌推地，锁住手肘和肩关节稳定手臂的支撑

图6.7

四、常见问题和解决办法

（一）塌腰或撅臀，身体不在一条直线上

原因分析：腰腹核心和上肢力量不足。

解决办法：借助辅具降低体式难度，来训练身体和头脑。借助椅子支撑手臂，抬高身体（图6.8）。

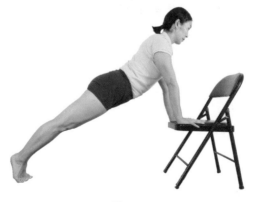

图6.8

（二）肩在手腕的前方，导致手腕疼

原因分析：手脚距离太近。

解决办法：调整手脚间距，让肩在手腕的正上方。

五、体式功效

- 强健全身肌肉力量，增强身体平衡稳定性。
- 塑造腰腹、臀部和后背线条，改善体型。
- 提升内在能量，增强自信。
- 提升专注度，增强专注力，锻炼意志力。

六、特别提示

- 身体能力不足，以及严重脊柱侧弯、腰椎间盘突出、腰肌劳损和骨质疏松的习练者，要量力而行，善于借助辅具，降低难度，循序渐进练习。
- 该体式会对血管造成压力，患有心血管疾病者不建议练习。

第二节　四肢支撑式（Chaturanga Dandasana）

一、体式类别

支撑 + 脊柱自然顺位伸展

二、体式步骤和要点

（一）准备体式

俯卧山式或斜板式

（二）进入体式

从俯卧山式进：

（1）双手贴近侧腰撑在胸部两侧，五指张开，中指朝前，小臂垂直，大臂相互平行。旋肩向后，伸展脖颈，额头触地。双脚分开同骨盆宽，勾脚趾推压地板，脚跟后蹬，膝盖收紧上提（图 6.9）。

（2）呼气，蹬地，推手，收腰腹，把骨盆、腹部、胸腔抬离地面。从头到脚保持一条直线，眼睛看向面前的地板（图 6.10）。

从斜板式进：

参阅第一节进入斜板式，保持着双腿和躯干的力，屈肘向下让小臂垂直地板，大臂平行地板，进入四肢支撑式（图 6.10）。

（1）双脚并拢，脚趾推地，脚跟向远蹬。

（2）膝盖、大腿面上提，尾骨内收推向耻骨，展开前侧腹股沟，保持骨盆中正。

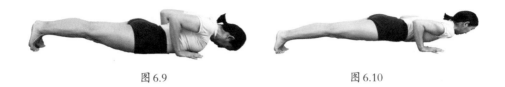

图 6.9   图 6.10

（3）股骨头内收，腹部、肩胛内收，躯干前后均等伸展，让头顶和脚底彼此远离。

（4）收紧肱骨头，稳定肩胛骨，伸展脖颈，展宽锁骨。

（5）找到身体的中线，纵向伸展，横向拓宽。

（6）后背和大臂平行。

3.面部、喉咙放松，呼吸放松。

（三）出体式

有控制地把身体落到地板上，回到俯卧山式。也可以推起手臂进上犬式，推起身体回下犬式，回到金刚坐式。

三、体式平衡结构图（图 6.11）

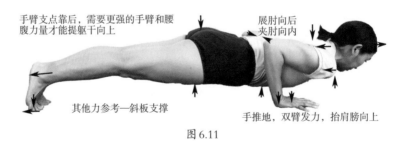

手臂支点靠后，需要更强的手臂和腰腹力量才能提躯干向上

展肘向后
夹肘向内

其他力参考—斜板支撑

手推地，双臂发力，抬肩膀向上

图 6.11

四、常见问题和解决办法

塌腰或撅臀，身体不在一条直线上

原因分析：腰腹核心和上肢力量不足。

解决办法：借助辅具降低难度。

1.借助椅子支撑手臂，抬高身体（图 6.12）。

2.借助抱枕或肩倒立垫支撑腹部和骨盆，来减少手臂和腰腹的压力（图 6.13）。

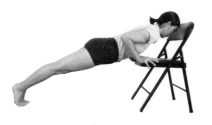
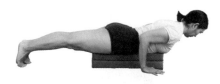

图 6.12   图 6.13

五、体式功效

同斜板式。

六、特别提示

同斜板式。

第三节　侧板式（Vasisthasana）

一、体式类别

支撑 + 脊柱自然顺位伸展

二、体式步骤与要点

（一）准备体式

斜板式

（二）进入体式（以左臂支撑为例）

1. 进入斜板式（图 6.3），身体沿中轴线逆时针翻转 90 度，让身体左侧朝向地板，左脚外缘和左手支撑体重，右手叉腰（图 6.14、图 6.15）。

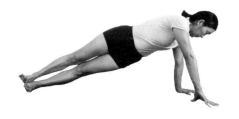

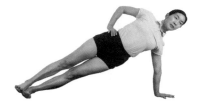

图 6. 14   图 6.15

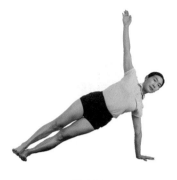

图 6.16

2. 右臂伸展向上，掌心朝前，和左臂成一条直线。目视前方，或轻柔转动颈椎看右手指尖，整个身体保持山式的结构（图 6.16）。

（1）双脚并拢，左脚外缘压实地板。回勾脚趾，展开脚底的皮肤。

（2）双腿肌肉收向骨骼，夹向中线。

（3）股骨头、尾骨和腹部横隔保持内收，确保骨盆中正，腰椎伸展。

（4）左肩胛推向左胸腔，右胸腔伸展向右臂，身体前后左右保持均等伸展。

（5）头和脚，左手和右手彼此伸展远离，使身体获得纵向伸展和横向拓宽。

3. 面部、喉咙放松，呼吸放松。

（三）出体式

1. 落右手，身体顺时针翻转，回到斜板式。

2. 屈膝着地，回金刚式身印调整。

（四）换反侧练习

注意事项：如果单手单脚支撑有困难，可以增大支撑面积降阶练习。在体式正位的基础上锻炼肌肉力量和身体的稳定性：①下方腿屈膝跪地支撑（图 6.17）。②上方腿屈膝向前踩地支撑（图 6.18）。③两脚前后错开支撑（图 6.19）。

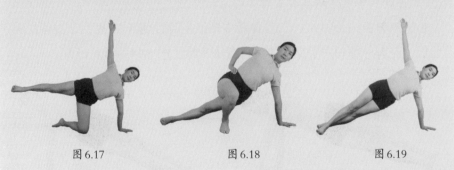

图 6.17　　　　　　　图 6.18　　　　　　　图 6.19

注意事项： 如果单手单脚支撑能够轻松完成，可以尝试以下两种进阶体式。①上方腿屈膝，脚掌放在下方腿大腿内侧（图 6.20）。②上方手勾握上方脚大脚趾，侧向伸展上方腿（图 6.21）。

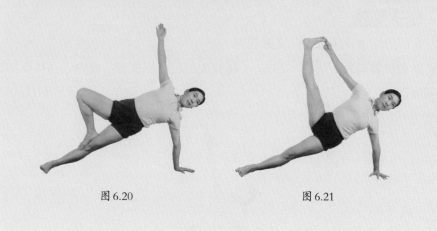

图 6.20　　　　　　　　　　　图 6.21

三、体式平衡结构图（图 6.22）

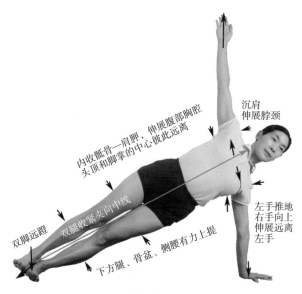

沉肩
伸展脖颈

内收骶骨—肩胛，伸展腹部胸腔
头顶和脚掌的中心彼此远离

左手推地
右手向上
伸展远离
左手

双脚远蹬

双腿收紧夹向中线

下方腿、骨盆、侧腰有力上提

图 6.22

四、常见问题和解决办法

（一）含胸弓背，身体塌向地板，身体伸展不够

原因分析：上下肢和腰腹力量弱。

解决办法：

1. 降阶练习（图 6.17—图 6.19）。

2. 借助辅具练习（图 6.23）。支撑物要稳定，根据自身能力，选择支撑物的高度。

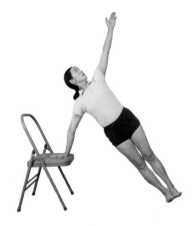

图 6.23

（二）手腕疼

原因分析：上肢力量不够，重力都压在手腕上，或手腕有伤。

解决办法：用小臂和肘关节来支撑身体（图 6.24）。

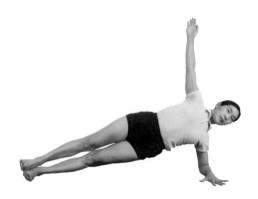

图 6.24

五、体式功效

同斜板式（见 P255）。

六、特别提示

同斜板式（见 P255）。

第四节　反台式（Purvottanasana）

一、体式类别

支撑 + 脊柱自然顺位伸展

二、体式步骤和要点

（一）准备体式

手杖式

（二）体式步骤和要点

1. 身体后仰，两臂伸直在臀部后侧撑地。两手同肩宽，五指张开，指尖朝前。展肩向后，沉肩向下。内收肩胛，上提胸腔（图 6.25）。

2. 呼气，抬高臀部，让身体后侧远离地板，充分伸展身体的前侧，头的伸展和脊柱的延伸在一条线上（图 6.26）。

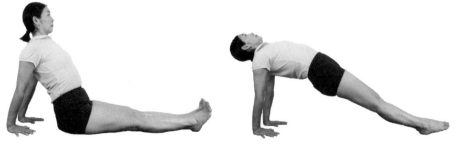

图 6.25　　　　　　　　　　　　　　　图 6.26

（1）绷脚背，让脚掌压向地面，分散手腕压力，同时让头和脚彼此远离。

（2）双腿肌肉收向骨骼，稍内旋夹向中线。

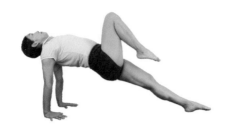

图 6.27

（3）尾骨、后背和肩胛骨内收上提远离地板，充分伸展腹部和胸腔。

（4）肩胛骨和双手彼此远离。

3. 面部、喉咙放松，呼吸放松。

（三）出体式

有控制地落下臀部，回到手杖式。

如果能轻松完成，可以练习单腿支撑的反台式（图 6.27）。

三、体式平衡结构图（图 6.28）

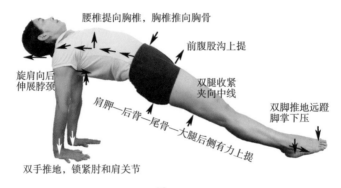

腰椎提向胸椎，胸椎推向胸骨

前腹股沟上提

旋肩向后
伸展脖颈

双腿收紧
夹向中线

双脚推地远蹬
脚掌下压

肩胛—后背—尾骨—大腿后侧有力上提

双手推地，锁紧肘和肩关节

图 6.28

四、常见问题和解决办法

身体往下掉

原因分析：上肢、后背和腰腹力量弱。

解决办法：借助辅具，垫高手的位置降低难度。臀部坐在椅子边缘，手臂推压椅子，抬起臀部，收紧身体后侧，伸展身体前侧（图 6.29）。

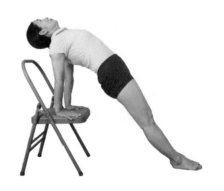

图 6.29

五、体式功效

- 强健脊柱，加强后背肌肉力量，缓解背痛。
- 改善含胸弓背的不良体态。
- 强健腹部，提升按摩腹腔器官，有助于腹腔器官健康。
- 打开胸腔，改善呼吸，提升能量。

六、特别提示

- 脖子不要过度后仰，保持脖子后侧的伸展。
- 高血压、心脏病、头痛病患者和生理期不宜练习。

第五节 下犬式（Adho Mukha Svanasana）

一、体式类别

支撑 + 倒置 + 前屈

二、体式步骤和要点

（一）准备体式

金刚坐式 / 俯卧山式

（二）进入体式

🔲金刚坐式进入

1. 用金刚式身印丈量手脚间距（图 6.1），之后进入四角板凳式（图 6.2）。

2. 呼气，提脚跟蹬直双腿，抬高臀部。双手推地展开腋窝，让手臂和躯干成一条直线（图 6.30）。

3. 保持坐骨的高度，落下脚跟踩地，头中正，目视额头下方的地板（图 6.31）。

（1）脚踝前侧切向后侧，伸展小腿后侧向脚跟，伸展大腿后侧向坐骨。

（2）手掌推压地板，小臂内旋，大臂外旋，找到手臂内侧和侧腰线的连接，让坐骨和手掌彼此伸展远离。

（3）股骨头内收，大腿面后推，伸展腿后侧的肌肉和韧带，脚跟和坐骨彼此伸展远离。

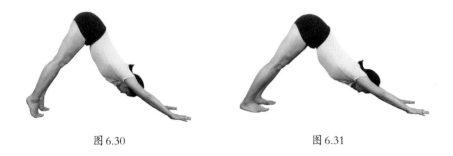

图 6.30   图 6.31

（4）腹部找大腿面，大腿面远离腹部，依靠双手和双脚的力，把坐骨提向天花板。

4. 面部、喉咙放松，呼吸放松。

■ 俯卧山式进入

1. 用四柱支撑准备式丈量手脚间距（图 6.9）。

2. 双手推地，抬起头、胸腔和腹部，伸直手臂。

3. 呼气，双手、双脚和腰腹同时发力，推起身体，把坐骨推向天花板进入下犬式。

要点同金刚坐式进入。

（三）出体式

落双膝到地板上，回到金刚坐式。或双脚走向手，回到山式。

三、体式平衡结构图（图 6.32）

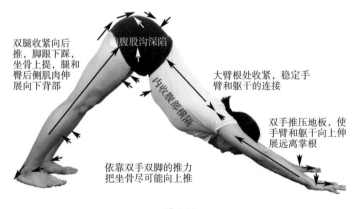

双腿收紧向后推，脚跟下踩，坐骨上提，腿和臀后侧肌肉伸展向下背部

前腹股沟深陷

内收腹部横膈

大臂根处收紧，稳定手臂和躯干的连接

双手推压地板，使手臂和躯干向上伸展远离掌根

依靠双手双脚的推力把坐骨尽可能向上推

图 6.32

四、常见问题和解决办法

（一）腿伸不直，脚跟踩不下去，含胸弓背

原因分析： 腿后侧肌肉和韧带伸展性不够，以及肩关节僵紧。

解决办法： 降低难度，适当缓解背部和腿后侧的紧张感。

1. 垫高脚跟（图 6.33、图 6.34），减少腿后侧的紧张感。

2. 在手下垫高。比如：手推椅子（图 6.35），或手推墙（图 2.56）。

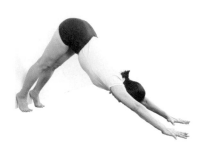

图 6.33

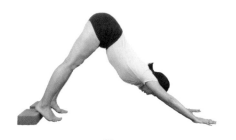

图 6.34

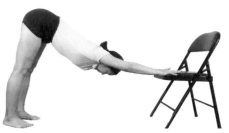

图 6.35

（二）手臂和躯干不在一条直线上

原因分析： 身体僵紧，力量不足。

解决办法：

1. 提脚跟屈膝，把重点放在躯干和手臂的伸展上，收肩胛，收后背，伸展腋窝，让手臂和躯干成一条直线，再慢慢蹬直双腿（图 6.36）。

2. 双人辅助。

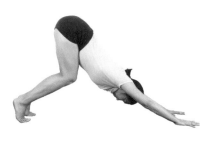

图 6.36

（1）伸展带做成大一点的圈，套住习练者腹股沟。辅助者站在习练者臀后侧，双手抓握伸展带，先向上提，再顺着习练者坐骨的方向拉动，帮助习练者伸展脊柱和肩关节（图 6.37）。如果有第三者，可以帮忙压住习练者的双手。

（2）习练者脚跟踩墙进入下犬式，辅助者弓步站在习练者前侧，双手推

习练者骶髂去向坐骨，帮助伸展脊柱和肩关节（图6.38）。

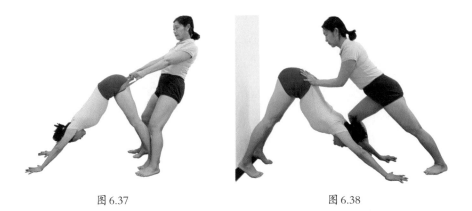

图6.37　　　　　　　　　　　　　　图6.38

五、体式功效

- 强化上下肢、腰腹核心和背部肌肉的力量，增加腿后侧肌肉和韧带的伸展性。
- 伸展脊柱，强健脊柱周围的肌肉韧带，矫正含胸驼背等不良体态。
- 对生理期不适及肩颈区域僵紧和下背部疼痛有修复作用。
- 缓解疲劳，有助于释放精神压力。

六、特别提示

生理期、身体虚弱、患有眩晕病者在额头下方垫支撑物（图6.39），有修复作用。

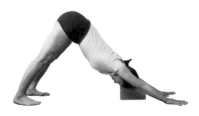

图6.39

第六节 上犬式（Urdhva Mukha Svanasana）

一、体式类别

支撑 + 后弯

二、体式步骤和要点

（一）准备体式

俯卧山式

（二）进入体式

初学者常采用勾脚趾蹬地方式（图 6.40），经典体式是用脚趾前侧推地（图 6.41）。

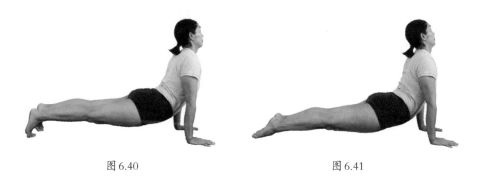

图 6.40   图 6.41

1. 进入四柱支撑准备式（图 6.9）。

2. 收后背，推直手臂，依次抬起头、肩、胸，腹和骨盆离地，胸腔向前穿过大臂向上伸展，双腿抬离地板。

（1）脚趾或前脚掌推压地板，髂前上棘向前向上伸展。

（2）尾骨内收向耻骨，膝盖大腿面收紧上提。

（3）股骨头内收，稳定双腿和骨盆的连接。

（4）腰椎提向胸椎，胸椎推向胸骨，肩胛内收下沉，背后腋窝旋向胸前腋窝，帮助胸腔更多伸展上提。

（5）双手推压地板，小臂内旋，大臂外旋，伸展脊柱，展宽锁骨。

3. 伸展脖颈，眼睛看向前上方。

4. 面部、喉咙放松，呼吸放松。

（三）出体式

屈臂，回到俯卧山式；或回英雄式身印放松下背部；或推起身体进下犬式，脚走向手，回到山式。

三、体式平衡结构图（图 6.42）

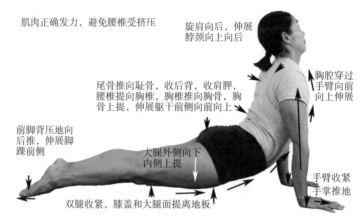

肌肉正确发力，避免腰椎受挤压

旋肩向后，伸展脖颈向上向后

胸腔穿过手臂向前向上伸展

尾骨推向耻骨，收后背，收肩胛，腰椎提向胸椎，胸椎推向胸骨，胸骨上提，伸展躯干前侧向前向上

前脚背压地向后推，伸展脚踝前侧

大腿外侧向下内侧上提

手臂收紧手掌推地

双腿收紧，膝盖和大腿面提离地板

图 6.42

四、常见问题和解决办法

塌腰耸肩，身体垮向地板

原因分析：上下肢和核心力量不足。

解决办法：借助辅具降低难度。

1. 在骨盆下方垫合适高度的支撑物（图 6.43、图 6.44），在有支撑的情况下，学习伸展。

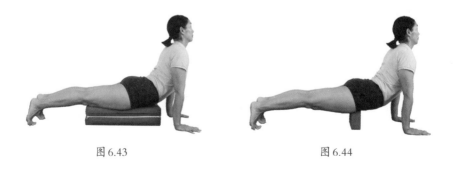

图 6.43   图 6.44

2. 手下垫高，学习伸展。椅子靠墙，手撑在椅子面边缘练习，让前腹股

沟去贴靠椅子面边缘（图 6.45）。前腹股沟贴靠不到的可以在椅子上加抱枕（图 6.46）。手指朝外，更容易展开肩的前侧。

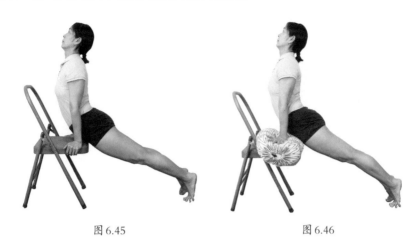

图 6.45　　　　　　　　　　　　　　　图 6.46

五、体式功效

- 强健大腿、后背和上肢的肌肉力量。
- 激活脊柱，恢复脊柱活力，缓解背部僵紧。
- 扩张胸腔，提高心肺功能，改善哮喘等呼吸问题。
- 伸展腹部，增加腹腔和盆腔的血液循环，滋养内脏器官，帮助消化，消除胃肠胀气。
- 打开胸腔，提升能量，有助于振奋精神，缓解抑郁情绪。

六、特别提示

身体虚弱者、有椎间盘突出下腰背疼痛者和生理期的习练者，借助辅具进入体式。

第七节　上弓式（Urdhva Dhanurasana）

一、体式类别

支撑＋倒置＋后弯

二、体式步骤与要领

（一）准备体式

仰卧山式

（二）进入体式

1.脚跟靠近坐骨屈腿踩地。屈臂向上，指尖朝向肩膀，手掌同肩宽，撑在肩头上方（图6.47）。

（1）肘关节靠近中心线，让大臂平行。

（2）脚趾朝前，大腿平行。

2.收住核心，抬起臀部、后背和肩膀向上，头顶中心落地（图6.48）。

（1）双臂、双腿相互平行。

（2）大腿后侧、臀和后背内收推向身体前侧。

（3）重量平均分布在双手、双脚，不要让脖颈有压力。

3.手脚发力，推起身体，把骨盆送向天花板，提脚跟，让脚不断走向手（图6.49）。

（1）手掌推压地板，伸直手臂夹中线，收肩胛，提胸腔。

（2）双脚推压地板，伸展双腿夹中线，收尾骨，伸展前侧腹股沟。

4.保持骨盆的高度，落脚跟踩地，小腿垂直地板（图6.50）。

5.伸展脖颈，眼睛看向地板。

6.面部、喉咙放松，呼吸放松。

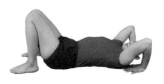

图6.47

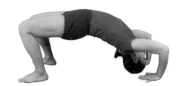

图6.48

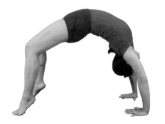

图6.49

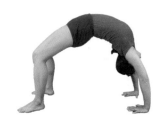

图6.50

（三）出体式

1. 屈膝屈肘，把头顶落到地板上。

2. 收下巴，伸展脖颈后侧，让后脑和肩后侧着地，依次落下后背和臀部。

3. 回到仰卧山式。

三、体式平衡结构图（图6.51）

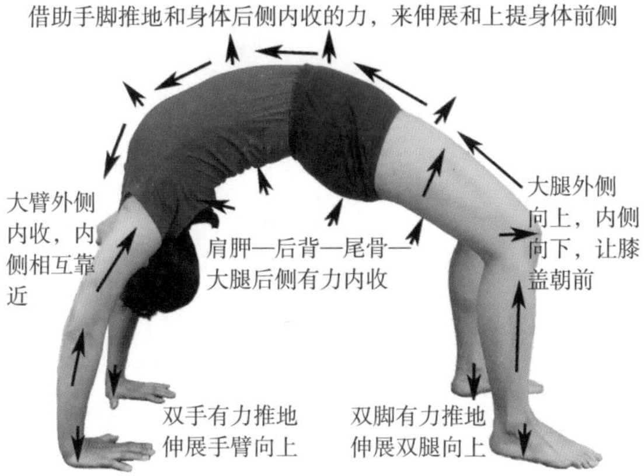

借助手脚推地和身体后侧内收的力，来伸展和上提身体前侧

大臂外侧内收，内侧相互靠近

肩胛—后背—尾骨—大腿后侧有力内收

大腿外侧向上，内侧向下，让膝盖朝前

双手有力推地伸展手臂向上

双脚有力推地伸展双腿向上

图6.51

四、常见问题和解决办法

（一）身体抬不起来

原因分析：脊柱、髋关节、肩关节僵紧，后背没有力量。

解决办法：借助辅具来完成，在安全的基础上发展身体和头脑的能力。

1. 借助椅子和墙壁（图6.52）。椅子放在墙边，距离视自身情况而定。习练者坐在椅子上，脚掌竖起来踩椅子前腿，手推椅背，提起臀部，把肩胛骨下缘支撑在椅背横梁上，伸展手臂过头，手沿着墙向下爬。借助椅子和墙的支撑，双腿、双脚发力，收尾骨，收肩胛，提胸腔。

2. 双人辅助（图6.53）。习练者屈膝仰卧，辅助者双脚分开，站在习练者头两侧。习练者手从肩上去抓握辅助者的脚踝。辅助者手从习练者肩的外侧托住其肩胛骨帮助其推起身体，并把习练者的肩胛骨向上向外捋，帮其内收肩胛，伸展胸腔。

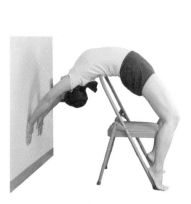

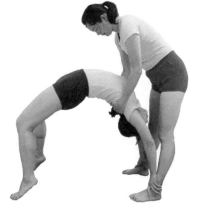

图 6.52   图 6.53

（二）手臂推不直，双脚和膝盖张开太大

原因分析：同前述第一个常见问题。

解决办法：贴墙，在手下垫高，帮助手臂伸展。为了避免膝关节打开，可以在膝关节上端套带子。

1. 推砖（图 6.54—图 6.57）。

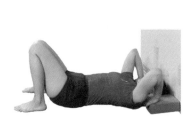

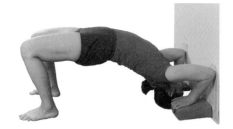

图 6.54   图 6.55

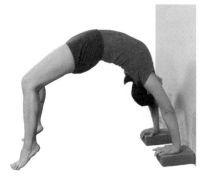

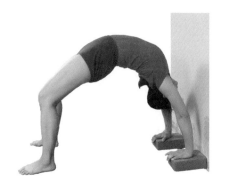

图 6.56   图 6.57

2. 推椅子（图 6.58—图 6.61）。

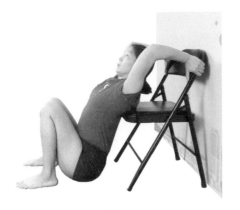

图 6.58

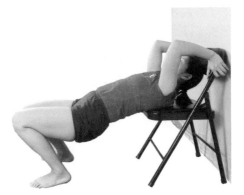

图 6.59

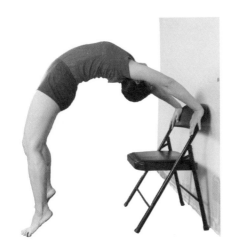

图 6.60

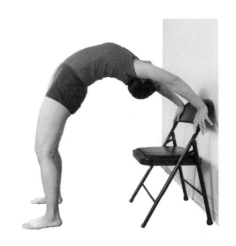

图 6.61

五、体式功效

- 强健四肢、腰腹核心和背部肌肉力量，提高肩、髋和脊柱的柔韧性。
- 从身体层面打开胸腔，增加肺通气量，改善呼吸功能。
- 伸展打开身体前侧运动链，疏通经络，改善身体能量和血液循环。
- 伸展按摩腹腔器官，帮助消化，消除胃肠胀气。
- 从精神层面打开心胸，提升精神，增强自信，改善抑郁。

六、特别提示

- 高血压、心脏病、腰椎滑脱、椎间盘突出严重者，生理期的女性不要练习。

- 上弓式对肩、髋和脊柱的灵活性，以及腿、后背和上肢的肌肉力量要求较高，因此，进入体式前要先激活肌肉，并做好关节灵活性的准备。

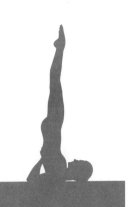

第二章　肩倒立类体式

第一节　四腿拱桥式（Catuspadasana）

一、体式类型

支撑 + 倒置 + 后弯

二、体式步骤和要点

（一）准备体式

仰卧山式

（二）进入体式

1. 屈膝踩地，双脚分开与髋同宽，脚跟靠近臀部，双手抓握脚踝（图 6.62）。

2. 呼气，肩臂推压地板，提升臀部和躯干向上，旋肩向后去向脚的方向。呼气，依靠双脚和肩颈的力，更多伸展身体的前侧向上（图 6.63）。

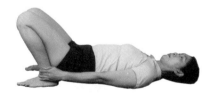

图 6.62

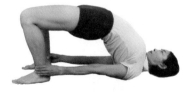

图 6.63

（1）收尾骨，收肩胛，提升骨盆和胸腹向上，让桥拱更高。

（2）膝盖去向头的方向，伸展打开膝窝。

（3）脚趾、膝盖朝前。

（4）大腿外侧向上，内侧向下，帮助展开骶髂关节，释放下腰背紧张。

3. 头中正，下巴靠近锁骨窝。

4. 面部、喉咙放松，自然呼吸。

（三）出体式

有控制地落下臀部，伸展肩膀、双腿回到仰卧山式。

三、体式平衡结构图（图 6.64）

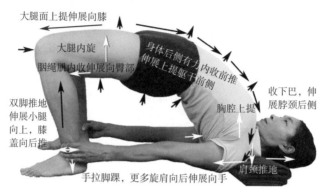

图 6.64

四、常见问题和解决办法

（一）手抓不到脚踝

原因分析：髋、脊柱和肩关节僵紧。

解决办法：

1. 在脚踝上套伸展带，手抓伸展带（图 6.65）。

2. 在尾骶部位垫砖，手臂向后伸展推压地板，动态把尾骶抬离砖（图 6.66）。

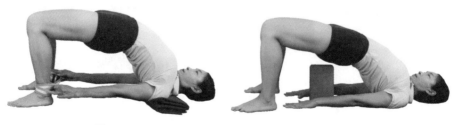

图 6.65   图 6.66

（二）膝盖分开太大

原因分析：身体僵紧，但又想把髋推得更高。

解决办法：膝盖夹砖，或在膝关节上端套伸展带，来启动和约束双腿。

五、体式功效

- 增加肩、髋和脊柱的灵活性。
- 强健大腿、臀和后背肌肉，改善坐骨神经和下腰背问题。
- 打开胸腔，提高肺通气，改善呼吸问题。
- 放松大脑，稳定情绪。

六、特别提示

- 有腰椎间盘突出或下腰背问题者在有辅助的情况下谨慎练习。
- 调肩是进入体式的关键。

第二节　有支撑的桥式肩倒立式
（Salamba Setubandha Sarvangasana）

一、体式类别

支撑＋倒置＋后弯

二、体式步骤和要点

（一）准备体式

仰卧山式

（二）进入体式

1. 双脚屈膝踩地，脚跟靠近坐骨。呼气，抬高臀部和后背，把第三高度的砖竖着放在骶骨下方。旋肩向后，伸展脖颈，内收肩胛，上提胸腔（图 6.67）。

2. 依次伸直双腿，脚跟中心压地，回勾脚趾。双手背后十指交扣推压地板（图 6.68）。

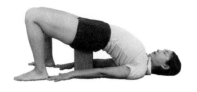
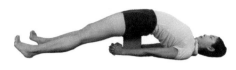

图 6.67   图 6.68

（1）大腿面下压，尾骨上提，伸展髋关节，释放腰椎。

（2）胸部上提，后脑勺和肩头外侧更多下压，让腰椎提向胸椎，胸椎推向胸骨，伸展腹部和胸腔，释放腰椎压力。

3.头中正，下巴靠近锁骨窝，眼看胸腔。也可以关闭双眼，更好地放松大脑。

4.面部、喉咙放松，呼吸放松。

（三）出体式

1.屈腿踩地，臀部在砖上有控制地起落三次后，把砖拿掉，臀部落地。

2.回到仰卧山式。

三、体式平衡结构图（图 6.69）

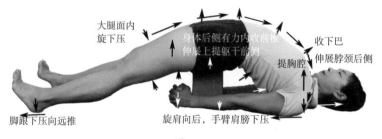

图 6.69

四、常见问题和辅助纠正措施

（一）腰椎有压力

原因分析：髋关节和脊柱后弯的伸展性不足。

解决办法：减少身体曲度，释放腰椎压力。

1.在脚跟下垫支撑物，脚跟高度不能高于坐骨（图 6.70）。

2.降低骨盆下支撑物的高度。比如：第二高度的砖横放在骶尾段（图 6.71）。

3. 屈膝踩地（图 6.67）。

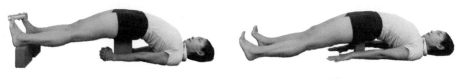

图 6.70   图 6.71

（二）针对特殊人群：生理期、下腰背有问题或身体虚弱的习练者

解决办法：做用抱枕支撑的桥式肩倒立（图 6.72）。脚跟、后背、骨盆和大腿后侧都有支撑，该体式可以起到很好的修复作用。

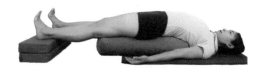

图 6.72

五、体式功效

- 缓解头痛、紧张、失眠和焦虑等症状，对精神紧张和大脑疲劳有修复作用。有助于慢性病的恢复，改善健康及免疫力。
- 改善甲状腺、副甲状腺的功能，调整内分泌系统。
- 打开胸腔，改善呼吸，缓解哮喘、支气管炎及咽喉疾病。
- 对感冒和鼻炎有辅助疗效。
- 非生理期有规律练习，可以缓解痛经。

六、特别提示

- 脚跟的高度不能高于坐骨。
- 不要惰性待在体式中，要找到伸展上提的生命力。

第三节 椅子上的肩倒立式
（Salamba Sarvangasana on Chair）

一、体式类别

支撑 + 倒置 + 后弯

二、体式步骤和要点

（一）辅具准备

1. 辅具：瑜伽垫、瑜伽椅、1~2 条毛毯、肩倒立垫或抱枕。

2. 辅具摆放：

（1）椅子面朝里放在垫子的一端。

（2）椅子上放一半的肩倒立垫，根据身高可考虑加毛毯。

（3）紧挨着椅子前腿横放一个抱枕，或半块肩倒立垫上加折叠的毛毯。

> **注意事项：** 骶骨部位有支撑，根据自己的身高情况，用毛毯适当加高肩下支撑或椅子面的高度。

（二）进入体式

1. 侧坐在椅子上，依次把双腿搭在椅子靠背上，用膝窝勾住靠背横杆。双手抓握椅子扶手，臀部尽量靠近椅子面的后侧边缘（图 6.73）。

2. 呼气，臀部移向脚的方向，身体向后躺，让背部落在椅子面上（图 6.74）。

3. 后背在椅面上向后滑落，让肩膀落在肩垫或抱枕上，头落在垫子上（图 6.75）。

4. 双手从椅子前腿中间向后、掌心朝内抓握椅子后腿，或掌心朝上抓握后腿间的横梁。利用手臂拉动的力量，旋肩向后调整肩膀，让支撑点落在肩头的上端。

5. 依次伸直双腿靠在椅背上，双腿、双脚并拢向远伸展（图 6.76）。

（1）旋肩向后，打开肩的前侧，伸展脖颈后侧，释放颈椎压力。

（2）肩头和大臂外侧推压地板，伸展躯干，骨盆和双腿向上向远伸展。

（3）收尾骨，下压大腿面；收肩胛，上提胸腔，释放腰椎压力。

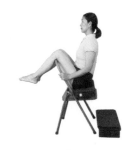

图 6.73

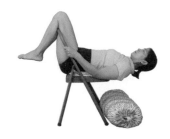

图 6.74

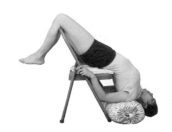

图 6.75

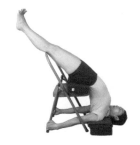

图 6.76

（4）股骨头内收，稳定腿和骨盆的连接。

（5）核心稳定，腹部放松。

6. 头中正，下巴靠近锁骨窝，视线看向胸骨，或闭上眼睛更好地放松头脑。

7. 面部、喉咙放松，呼吸放松。

（三）出体式

1. 双脚踩住椅背横梁，双手从椅子下方出来，从外侧抓握住椅子的前腿。

2. 身体向后滑，臀部落在抱枕上，小腿搭在椅子面上，两臂在地板上向两侧打开 45 度，掌心向上（图 6.77）。在这个姿势中停留几个呼吸，放松腰背部。

3. 继续向后滑动，臀部落在地板上，脚落在肩垫上，束角或简易盘再次放松（图 6.78）。

4. 身体向右侧翻转，成右侧卧，推起身体，出离体式。

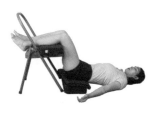

图 6.77

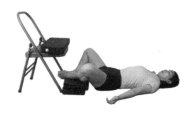

图 6.78

三、体式平衡结构图（图 6.79）

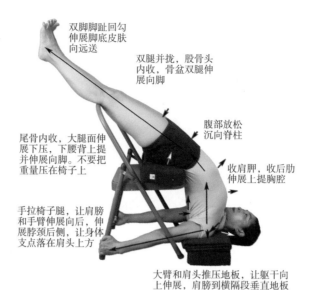

双脚脚趾回勾伸展脚底皮肤向远送

双腿并拢，股骨头内收，骨盆双腿伸展向脚

尾骨内收，大腿面伸展下压，下腰背上提并伸展向脚。不要把重量压在椅子上

腹部放松沉向脊柱

收肩胛，收后肋伸展上提胸腔

手拉椅子腿，让肩膀和手臂伸展向后，伸展脖颈后侧，让身体支点落在肩头上方

大臂和肩头推压地板，让躯干向上伸展，肩膀到横隔段垂直地板

图 6.79

四、常见问题和解决办法

（一）身体向下垮塌，没有向上伸展的生命力

原因分析：身体和头脑处于惰性，没有找到肌肉的正确发力。

解决办法：加强肩颈手臂根基部位的下压，伸展脊柱和双腿向上伸展。增加头脑对体式的觉知力和对肌肉的调动能力。

（二）腰椎有压力

原因分析：伸展不够，或髋关节和脊柱僵紧。

解决办法：把双脚放在靠背横梁上做束角式（图 6.80），或双腿上举进入类似倒箭式结构（图 6.81），来减少后弯的幅度。

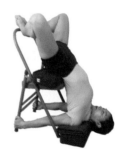

图 6.80

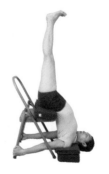

图 6.81

五、体式功效

- 增加头面部供血供养，延缓衰老，缓解疲劳，增强记忆力。
- 增强下肢血液回流，防止和减轻下肢静脉曲张，减轻和消除下肢水肿。
- 预防和纠正内脏下垂，有助于内脏器官的健康。
- 打开胸腔，改善呼吸。缓解哮喘、支气管炎及咽喉疾病；对感冒和鼻炎有辅助疗效。
- 改善甲状腺、副甲状腺的功能，调节内分泌系统。
- 非生理期有规律习练，可以缓解痛经。
- 舒缓镇静神经，缓解头痛、紧张、失眠和焦虑等症状。

六、特别提示

- 生理期不能练习，做抱枕支撑的桥式肩倒立替代。
- 高血压、心脏病、严重颈椎问题者慎重练习。

第四节　犁式（Halasana）

一、体式类别

支撑 + 倒置

二、体式步骤和要点

（一）辅具准备

1. 辅具：肩倒立垫一个，毯子二条，伸展带一根。

2. 辅具摆放：

（1）把对折两次的瑜伽毯铺在瑜伽垫或地板上。

（2）在毯子的一端横铺肩倒立垫，上边铺毛毯，毛毯圆边一侧朝向头部，预防肩垫边缘硌到颈部。

（3）伸展带做成圈，对折，长度同肩宽。

（二）进入体式

半犁式（Ardha Halasana）

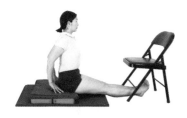 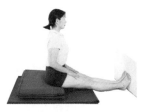

图 6.82　　　　　　　　　　　　图 6.83

确定脚下支撑物的位置：坐在肩垫边缘，脚在椅面的中心位置，或脚掌蹬到墙，图 6.82—图 6.83）。

1. 头朝椅子或墙屈膝仰卧，肩和后背落在肩垫上，头落在地板上。两臂伸直，十指碗状支撑在臀部下方（图 6.84）。

2. 翻转：双手下压，屈膝摆腿向后翻转，带动臀和后背卷动向上，脚趾落在椅子面上。

3. 调肩：调肩是安全进入肩倒立类体式的关键因素。双腿屈膝稍分开，稳定好身体。依次拉动肩膀旋向后，伸展脖颈后侧，让支点来到肩头上方。

4. 手臂肩膀下压，伸展脊柱和侧腰垂直向上伸展。双脚并拢，蹬直双腿（图6.85、图 6.86）。

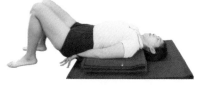

图 6.84

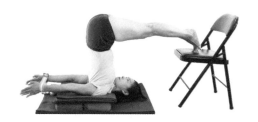 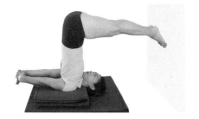

图 6.85　　　　　　　　　　　　图 6.86

（1）内收上提肩胛骨和背部，伸展躯干前侧，让四条腰线均等向上伸展。

（2）膝盖和大腿面收紧，上提远离地板，带动内外腹股沟均等上提，把坐骨送向天花板。

（3）脚趾后蹬，坐骨远离脚跟。

5. 臀部后侧弧形去向脚跟的方向，创造生殖系统的内收上提和小腹的放松。

6. 头中正，眼看胸骨，或闭上眼睛，让意识专注，头脑放松。

7. 面部、喉咙放松，呼吸放松。

犁式（Halasana）

当半犁式能够稳定后，按照半犁式的体式步骤和要点，把脚趾尖放在地板上，进入犁式（图6.87）。

犁式对肩颈关节的灵活性，腿后侧肌肉和韧带的伸展性，以及后背、腰腹和大腿肌肉的力量要求更高。手臂和肩颈要更多下压，来保证后背和坐骨的上提。

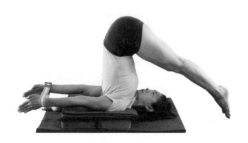

图 6.87

（三）出体式

1. 松开交扣的手或拿掉手腕上的带子，有控制地从上／中／下背圆背滚落到地板上，脚踩地，头搭在肩垫上休息。

2. 片刻后，头和肩向后稍滑动，让臀部落在肩垫的中心，在桥肩的结构中再次释放。

3. 再向后滑动，让脚在肩垫上做束角，或简盘或伸直腿，再次放松。

4. 最后，向右侧翻转起身，出离体式。

三、体式平衡结构图（图6.88、图6.89）

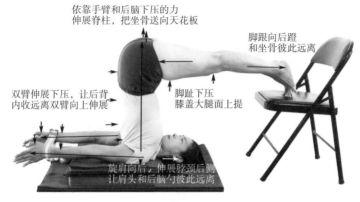

依靠手臂和后脑下压的力
伸展脊柱，把坐骨送向天花板

脚跟向后蹬
和坐骨彼此远离

双臂伸展下压，让后背
内收远离双臂向上伸展

脚趾下压
膝盖大腿面上提

旋肩向后，伸展脖颈后侧
让肩头和后脑勺彼此远离

图 6.88

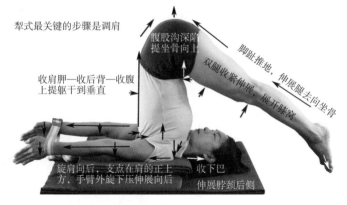

犁式最关键的步骤是调肩

腹股沟深陷
提坐骨向上

脚趾推地，伸展腿去向坐骨

双腿收紧伸展

收肩胛—收后背—收腹
上提躯干到垂直

旋肩向后，支点在肩的正上
方，手臂外旋下压伸展向后

收下巴

伸展脖颈后侧

图 6.89

四、常见问题和解决办法

（一）含胸弓背，身体塌向地板，没有向上生长的生命力

原因分析：根基发力不足，或肩没调好。

解决办法：

1. 最大限度地旋肩向后，让支点去到肩头上方；加强手臂和肩颈下压的力量，获取更多向上伸展的反作用力来伸展脊柱向上。

2. 双人互助（图 6.90、图 6.91）。

（1）辅助者站在习练者后侧，两脚左右开立。双手提其髋部向上，让身体的支点去到肩上方，让躯干垂直地板。

辅助者撤掉辅助的力，让习练者自己发力保持住身体结构，慢慢找到正确的身体结构和肌肉的正确发力，培养本体感觉。

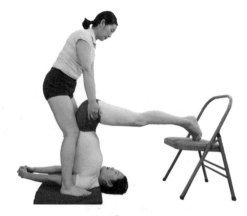

图 6.90

（2）辅助者坐在习练者背后，双手抓握习练者手腕向后拉，同时，双脚把肩胛骨向上托起并蹬向前。辅助者借助后拉和前蹬的力量，让习练者伸展骨盆和躯干向上。

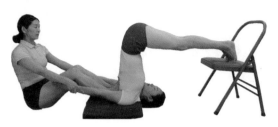

图 6.91

（二）翻不过去

原因分析：没掌握滚翻的技巧；内在存有恐惧感。

解决办法：

1. 在地板上练习向后翻转，找到滚翻的技巧。圆背向后落地滚动，收住腰腹和大腿跟随向后摆动，让身体的支点从臀部滚动到双肩。找到身体向心的力，不要散掉（图 6.92、图 6.93）。

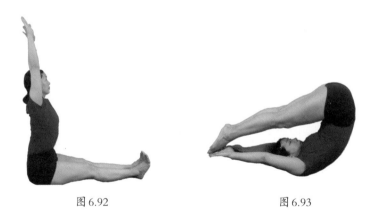

图 6.92　　　　　　　　　　图 6.93

2. 在臀部下方垫抱枕或其他支撑物，让臀的高度高于肩。

（三）身体虚弱者，可以练习有很好放松修复功效的支撑半犁式（图 6.94、图 6.95）

支撑物的高度以脊柱能充分伸展，脚后跟不高于坐骨，脖颈没有压力为准。

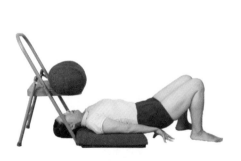

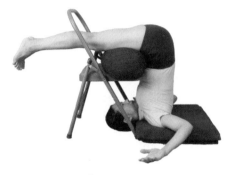

图 6.94   图 6.95

五、体式功效

- 舒缓镇静神经，缓解头痛、紧张、失眠和焦虑等症状。
- 改善甲状腺、副甲状腺的功能，调整内分泌系统。
- 缓解哮喘、支气管炎及咽喉疾病，对感冒和鼻炎也有辅助疗效。
- 有助于内脏器官的健康，改善子宫脱垂、卵巢囊肿、痔疮、疝气等症状。
- 非生理期有规律习练，可以缓解痛经。
- 舒缓下肢的压力和紧张，减轻静脉曲张给身体带来的不适。

六、特别提示

- 生理期不能做此体式，可以用抱枕做桥式肩倒立来替代（图 6.69）。
- 犁式对肩的灵活性和颈后侧的伸展性要求较高，注意练习的安全性。如果感到颈部压力过大，可降低练习难度，练习半犁式，等身体条件成熟和头脑稳定后再进入犁式。

第五节　支撑肩倒立式
（Salamba Sarvangasana）

一、体式类别

支撑 + 倒置

二、体式步骤和要点

（一）准备体式

（半）犁式

（二）进入体式

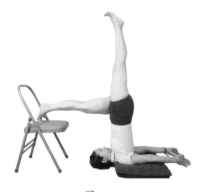 支撑单腿肩倒立式（Eka Pada Sarvangasana）

1. 进入半犁式。

2. 保持双腿的伸展稳定。呼气，从右大腿面上抬右腿，和躯干呈一条直线垂直于地板。双臂、双肩更多伸展下压（图6.96）。如果可以，下方脚离开椅子面悬空（图6.97）。

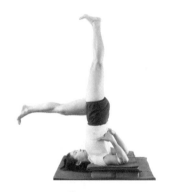

图 6.96　　　　　　　　　　图 6.97

（1）左大腿面和左前腹股沟有力上提，保持左坐骨的高度。

（2）右大腿内旋，伸展右大腿面向上，展开右侧腹股沟，把右脚送向天花板，带动躯干向上伸展。

（3）两坐骨等高，两骶骨平齐。

3. 头中正，面部、喉咙放松，呼吸放松。

4. 保持坐骨的高度，右腿落回呈半犁式，换左腿向上伸展。

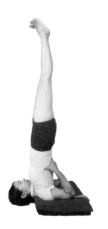 从支撑单腿肩倒立进入支撑肩倒立式

1. 从犁式或半犁式进入单腿肩倒立。

2. 保持上方腿稳定，屈肘大臂下压，双手托后背，直腿抬下方腿向上至双腿并拢，和躯干呈一条垂直线（图6.98）。

（1）尾骨内收向耻骨，展开前侧腹股沟，伸展大腿面

图 6.98

向脚的方向，拉长躯干前侧耻骨到锁骨的距离。

（2）肩胛骨前推上提，展开胸腔。

（3）大小臂和手形成稳定的三角结构支撑身体向上伸展。

（4）第七颈椎上提，下巴靠近胸骨。

3. 头中正，面部、喉咙放松，呼吸放松。

▨ 从（半）犁式屈双腿进入肩倒立式

1. 进入半犁式或犁式。

2. 双手掌心朝内，用虎口推后背向上伸展，屈小腿向上，大腿靠向腹部（图 6.99）。

3. 收尾骨，伸展大腿面，展开腹股沟，膝盖朝向天花板，脚跟靠向臀部（图 6.100）。

4. 从脚面伸展小腿向上至双腿和躯干呈一条线垂直地板（图 6.98）。

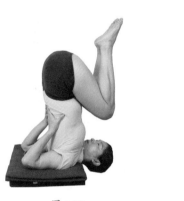 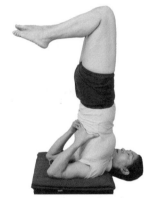

图 6.99　　　　　　　　图 6.100

5. 头中正，眼看胸骨，帮助上提胸腔和腹部。或闭上眼睛，让意识专注，头脑放松。

6. 面部、喉咙放松，呼吸放松。

（三）出体式

1. 落下双腿，回到犁式。

2. 参考犁式出体式的步骤，出离体式。

三、体式平衡结构图（图6.101）

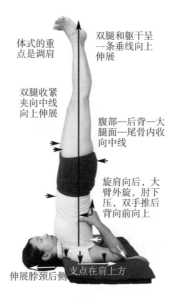

体式的重点是调肩

双腿和躯干呈一条垂线向上伸展

双腿收紧夹向中线向上伸展

腹部—后背—大腿面—尾骨内收向中线

旋肩向后，大臂外旋，肘下压，双手推后背向前向上

伸展脖颈后侧

支点在肩上方

图6.101

四、常见问题和解决办法

（一）屈髋

原因分析： 心理恐惧；肌肉不会正确发力。造成支点不在肩的上方和后颈部，而是停留在了上背部。

解决办法：

1. 借助辅具，降低难度，克服心理恐惧，学习调整双肩，体会肌肉发力。

（1）先练习支撑肩倒立的准备式。屈膝脚蹬墙仰卧在地板上。脚蹬墙抬起臀部，用肩膀交替支撑走向墙，再走回仰卧。体会身体支点的变化，克服身体抬升的恐惧感。

（2）之后，让肩膀尽可能移到靠近墙壁的位置，双手托后背，让后背、臀部和大腿后侧尽量远离墙壁，伸展躯干的前侧（图6.102），然后伸直双腿，脚跟蹬墙（图6.103）。找到稳定后再进入经典体式。

（3）借助椅子的支撑，从椅子上的肩倒立，进入半犁式，进入单腿肩倒立，最后进入肩倒立。可以把这几个动作串联起来练习，找到肩的稳定支撑和身体的伸展（图6.104—图6.107）。

2. 同伴互助（图6.108），体会身体的正确结构和肌肉的正确发力。

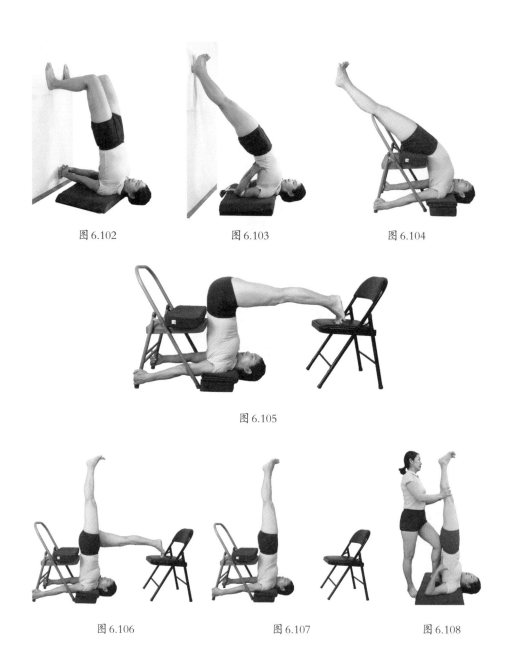

图 6.102　　　　　　　　图 6.103　　　　　　　　图 6.104

图 6.105

图 6.106　　　　　　　　图 6.107　　　　　　　　图 6.108

　　辅助者站在习练者身后，一脚脚尖朝前放在习练者肩胛骨中间的位置，用膝盖轻抵其腰骶部向前推，两手抓握习练者小腿向上提。让习练者身体成一条垂线。

　　习练者主动让臀部和骶髂内收，远离对辅助者膝盖支撑的依赖，同时，努力上提大腿面，展开前侧腹股沟。

（二）脖颈后侧疼痛或呼吸不畅

原因分析：心理紧张，肩颈僵紧，身体上提不够。

解决办法：

1. 先练习脚蹬墙的肩倒立准备式，克服心理恐惧，找到肌肉的正确发力和伸展。

2. 在肩肘下方再垫高，让头低于肩，减轻颈部的压力。

五、体式功效

同犁式（见 P288）。

六、特别提示

- 生理期禁止练习该体式。高血压、心脏病、严重颈椎问题患者慎重练习。
- 练习前充分活动肩颈部，练习中头部固定，不可随意转动，避免伤及颈椎。
- 随着练习的深入，在体式中停留的时间要逐渐增加到 5 分钟以上，才能更好地获得该体式的益处。
- 初学者可以借助墙壁或椅子做肩倒立的准备式，来消除恐惧感，建立正确的身体结构和肌肉的正确用力。

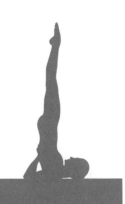

第三章　头倒立类体式

第一节　头倒立Ⅰ式（Salamba Sirsasana Ⅰ）

一、体式类别

支撑＋倒置

二、体式步骤和要点

（一）准备体式

金刚坐

（二）进入体式

▨▨ 头倒立Ⅰ式准备式

1. 俯身跪地，双手十指交扣，手心打开成杯状。双肘与肩同宽，前臂推压地板（图 6.109）。

2. 重心前移，勾脚抬高臀部，把头顶放进手心窝中央，交扣的十指扣住后脑（图 6.110）。

3. 用手肘下压和脚趾蹬地的力，提起膝盖，蹬直双腿。提着骨盆，双脚走向头部，提坐骨去到肩的上方，支撑点移至小臂和头，使双腿轻盈（图 6.111）。

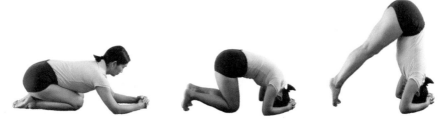

图 6.109　　　　　　　图 6.110　　　　　　　图 6.111

（1）头顶中心在地板上，收住颈根，保持头部垂直，交扣的双手扣住后脑，避免支点滚向后脑。

（2）手肘有力压地，上提肩膀，稳定好根基，减轻脖颈压力。

（3）充分内收并上提肩胛，收腰腹，提坐骨，让躯干垂直地板。

（4）脚趾推压地板，伸展脚面、脚踝，收大腿面，展开膝窝，把坐骨推送向天花板。

4.屈膝落地回到金刚坐。

注意事项：可靠墙做，把手抵住墙，增加安全感。

■ 背靠墙，脚踩支撑物的半头倒立Ⅰ式

1.交扣的十指抵住墙缝，进入准备式。

（1）要点同准备式。

（2）肩和上背部远离墙，骶髂关节贴靠在墙上。

2.双脚依次踩在椅子面上，脚趾尖支撑（图6.112）。

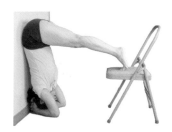
图6.112

（1）小臂推压地板，提升坐骨向上。

（2）提大腿面和膝盖远离地板

3.双脚依次落回地面，屈膝跪地退出体式。

注意事项：以这样的方式进入更安全，可有效消除恐惧感。

■ 脚蹬墙的半头倒立Ⅰ式

1.用手杖式丈量头顶中心落地的位置，与坐骨连线对齐（图6.113）。

2.从跪立进入准备式，依次（或双脚同时起跳）把两脚蹬在墙上，让脚跟和坐骨在同一水平面上（图6.114）。

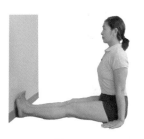
图6.113

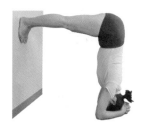
图6.114

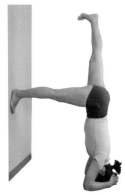

图 6.115

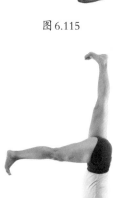

图 6.116

动作要领同前两个步骤。

3. 双脚依次落地，屈膝跪地退出体式。

▨ 脚蹬墙单腿半头倒立Ⅰ式

1. 先进入脚蹬墙的半头倒立Ⅰ式（图 6.114）。

2. 以左腿在上为例。保持一切结构不变，从左侧大腿面直腿上抬左腿至和躯干垂直一线（图 6.115）。

（1）不断上提右坐骨和左脚。

（2）右外腹股沟向后，左大腿内旋，让骨盆保持正位。

（3）回勾脚趾，让脚掌内外侧均等伸展向天花板。

3. 左腿落回并右腿，换反侧练习。

练习一段时间后，感觉根基稳定，可以尝试下方腿的脚离开墙（图 6.116）。

▨ 靠墙头倒立Ⅰ式

靠墙头倒立采用蹬摆依次起腿的方式进入。

1. 十指交扣抵住墙根，进入头倒立Ⅰ式准备式。从大腿面举起一条腿向上（图 6.117）。

2. 下方腿稍弯曲蹬地，上方腿快速摆动向上，让双腿离开地板，保持上方腿的有力向上伸展（图 6.118）。

3. 上方腿的脚跟贴墙，下方腿快速跟上和上方腿并拢。只有脚跟和墙有接触（图 6.119）。

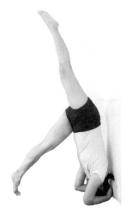

图 6.117

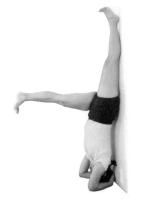

图 6.118

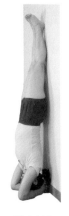

图 6.119

（1）收住颈根，小臂推地，提起肩膀，伸展脖颈，让躯干、双腿向上伸展，远离地板。

（2）肩胛、横隔、尾骨、大腿面都向内收，帮助躯干、双腿垂直向上伸展。

4.出体式时，保持一脚贴墙向上伸展，另一腿直腿向下落，保持根基稳定，有控制地依次落下双腿。

经典头倒立 I 式

1-3.按步骤进入头倒立准备式（图6.109—图6.111）。

4. 手肘更多下压，收住颈根，提肩向上，收紧并提腰腹向上，把脚的支撑力完全转移到手肘和头颈部，依托跷跷板原理，双脚自然就离开地面。双脚离开地面后，屈小腿向上，大腿靠近腹部（图6.120）。

5. 大腿向上伸展，展开前侧腹股沟，至大腿和躯干成一条垂线，脚跟向下（图6.121）。

6. 伸展小腿向上，展开膝窝，让整个身体成一条垂线（图6.122、图6.123）。

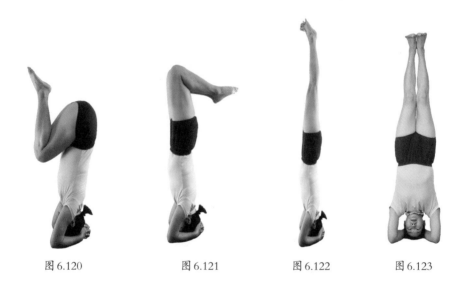

图6.120   图6.121   图6.122   图6.123

（1）股骨头内收，双腿夹中线，稳定骨盆和双腿。

（2）双脚并拢，脚趾回勾，展开脚底的皮肤，脚内侧更多伸展向上。

（3）稳定根基，不断伸展身体向上生长。

7.面部、喉咙放松，呼吸放松。

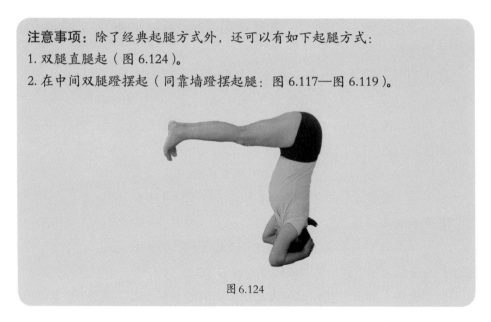

注意事项： 除了经典起腿方式外，还可以有如下起腿方式：

1. 双腿直腿起（图6.124）。

2. 在中间双腿蹬摆起（同靠墙蹬摆起腿：图6.117—图6.119）。

图6.124

（三）出体式

1. 保持根基稳定，按照进体式的步骤一步一步退出体式。

2. 屈膝跪地，英雄式身印放松休息。

三、体式平衡结构图（图6.125、图6.126）

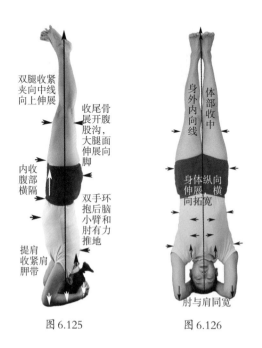

图6.125   图6.126

四、常见问题和解决办法

（一）塌腰或撅臀，身体不在一条直线上

原因分析：肌肉用力不正确，向上伸展不够；心有恐惧感。

解决办法：

1. 参阅前述练习步骤，循序渐进练习。

2. 同伴互助（图 6.127）。

习练者距墙 30cm 进入手倒立 I 式准备式。辅助者背靠墙分腿站立，两膝内收，轻抵习练者肩背后侧，避免习练者肩头向后滚落。习练者举起一条腿，蹬摆向上的同时，辅助者快速抓握习练者的上方腿，把习练者重心带向肩头上方，待习练者双腿并拢后，双手把习练者双腿向上提，让习练者在安全的基础上调整身体，获取本体感觉。

出体式时，辅助者抓住习练者一条腿，待另一腿安全落地后，再放开抓握的腿。

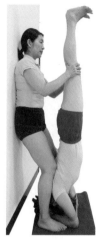

图 6.127

（二）肩膀和颈根拱出，头倒立起不来

原因分析：肩颈僵紧，手臂压不住。

解决办法：

1. 借助辅具练习（图 6.128）。下方砖第三高度竖放，上方砖第一高度竖放。手在第一块砖后十指交扣，进入准备式，用上方砖来防止颈根拱出。

2. 双人辅助收颈根（图 6.129）。辅助者背靠墙，两脚放在习练者肩两侧，稍屈膝内夹，预防习练者颈根和肩胛骨向前突出，同时拉坐骨向上。

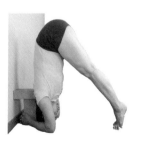

图 6.128

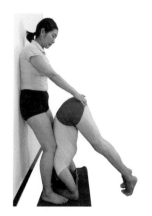

图 6.129

（三）颈椎有压力

原因分析：手臂发力不充分。

解决办法：练习准备式，学习手臂发力，收颈根，提肩向上。

五、体式功效

- 有效增强手臂、肩颈和腰腹核心力量。
- 提升头脑的空间感和身体的本体感受能力，增加身体的稳定平衡性。
- 倒置体位改变身体承重方式，释放下肢关节压力，预防内脏下垂。
- 增强下肢血液回流，预防和改善下肢静脉曲张。
- 改善大脑供氧供血，增强大脑活力，缓解大脑疲劳，释放压力，改善失眠、健忘等。

六、特别提示

- 生理期不宜练习。
- 有严重肩颈问题者不宜练习。
- 根据自身手臂和脖颈的长短情况，可以选择在头下或手肘下垫东西，找到头倒立脖颈最舒服的姿势。
- 头倒立Ⅰ式的学习按照本节的练习步骤进行，遵循"循序渐进"和"安全第一"的原则。

第二节　头倒立Ⅱ式（Salamba Sirsasana Ⅱ）

一、体式类别

支撑＋倒置

二、体式步骤和要点

（一）准备体式

金刚坐

（二）进入体式

▨ 头倒立Ⅱ式准备式

1. 跪在垫子上，俯身向前，双手五指张开与肩同宽撑地（图6.130）。

2. 屈肘，低头，抬高臀部，头顶中心抵在垫子上，大小臂相互平行，头和两手成等边三角形（图6.131）。

3. 蹬直双腿，收着后背和肩胛，双脚走向手，让坐骨去到肩的上方，躯干垂直地板（图6.132）

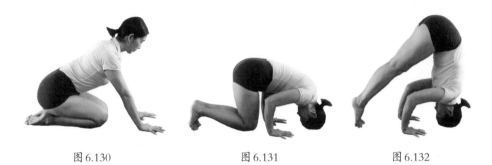

图6.130   图6.131   图6.132

（1）双手始终保持有力下压，头的支点保持不变，避免滚向后脑。

（2）肩膀持续上提远离地板。

（3）收后背，收肩胛，伸展腹部。

（4）膝盖和大腿面收紧上提，让腹股沟深陷变得锋利，伸展腘绳肌，展开膝窝。

（5）脚趾蹬地，伸展脚面、脚踝，至脚趾尖点地，把坐骨推到最高点。

4. 呼气，屈膝跪地退出体式。

注意事项：初学者可以反复练习准备式，提高手臂、肩颈和腰腹力量，为最终体式做好准备。

▨▨ 背靠墙的半头倒立Ⅱ式

1. 头顶着地，后脑勺抵住墙，收颈根，进入准备式。要点同头倒立Ⅱ式准备式。

2. 双脚依次踩在椅子面上，脚趾尖支撑（图6.133）。

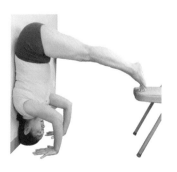

（1）手掌推压地板，提肩膀，提坐骨。

（2）提大腿面和膝盖远离地板。

（3）让后背微微离开墙，不能过分依赖墙的支撑。

图6.133

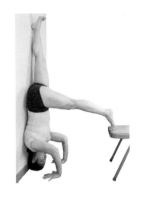

图 6.134

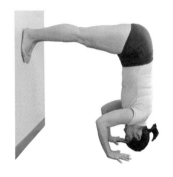

图 6.135

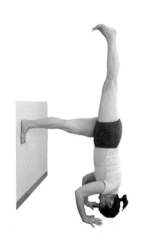

图 6.136

3. 双脚依次落回地面，屈膝跪地退出体式。

练习一段时间后，可以尝试举起一条腿向上进入单腿头倒立Ⅱ式（图 6.134）。以这样安全的方式来建立头倒立Ⅱ式身体和头脑的稳定，可有效消除恐惧感。

▓脚蹬墙的半头倒立Ⅱ式

1. 用手杖式丈量头顶中心落地的位置，和坐骨连线对齐（图 6.113）。

2. 把头放在尾骨的位置，进入准备式。依次把两脚蹬在墙上，让脚跟和坐骨在同一水平面上（图 6.135）。

（1）要点同背靠墙的半头倒立Ⅱ式。

（2）后背离开了墙的保护，要重点关注肩胛带的稳定，不能让肩膀向后拱出。

3. 呼气，依次落下双脚，屈膝跪地退出体式。

▓脚蹬墙的单腿头倒立Ⅱ式

1. 先进入脚蹬墙的半头倒立Ⅱ式。

2. 以右腿在上为例。保持一切结构不变，从右侧大腿面直腿上抬右腿至和躯干垂直一线（图 6.136）。

（1）不断上提左坐骨和右脚。

（2）左外腹股沟向后，右大腿内旋，让骨盆保持正位。

（3）回勾脚趾，让脚掌内外侧均等伸展向天花板。

（4）随着腿的上抬，手抓地的力量要更多，确保根基的牢固。

3. 呼气，落右腿，换反侧练习。

4. 呼气，依次落下双脚，屈膝跪地退出体式。

▓背靠墙头倒立Ⅱ式

靠墙头倒立Ⅱ式采用蹬摆依次起腿的方式进入。

1. 头顶落地，后脑抵住墙根，进入头倒立Ⅱ式准备式（图6.132）。

2. 保持肩胛远离墙，从大腿面抬一条腿向上（图6.137）。

3. 下方腿稍弯曲蹬地，上方腿向上向后轻摆，让双腿离开地板，保持上方腿的有力向上伸展（图6.138）。

4. 上方腿的脚跟贴靠墙，下方腿快速跟上，双腿并拢向上伸展（图6.139）。

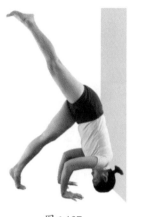 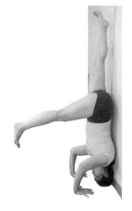 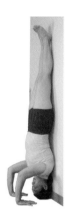

图6.137　　　　　　　图6.138　　　　　　　图6.139

（1）收住颈根，双手推地，提升肩膀，伸展脖颈，让躯干双腿向上伸展远离地板。

（2）肩胛、横隔、尾骨、大腿面都向内收。双臂、双腿夹向中线，帮助躯干双腿垂直向上伸展。

5. 出体式时，保持一脚贴墙向上伸展，另一腿直腿向下落，保持根基稳定，有控制地依次落下双腿。

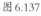经典头倒立Ⅱ式

1. 进入头倒立Ⅱ式准备式（图6.132）。

2. 手臂更多收紧内旋下压，避免肘向两侧打开；更多收腰腹，提坐骨，大腿面更靠近腹部，把脚的支撑力全部转移到头和手臂上后，屈小腿向上离开地板（图6.140）。

3. 双腿并拢向上伸展，展开腹股沟和膝窝，让双腿和躯干垂直一线（图6.141）。

（1）两手用力下压，内旋，提起肩。

（2）后腰线贴向后侧的衣衫，让肋腔回收，伸展腰椎。

（3）尾骨和大腿面内收，让骨盆正位。

（4）双脚并拢，脚趾回勾，展开脚底的皮肤，更多伸展脚内侧向上。

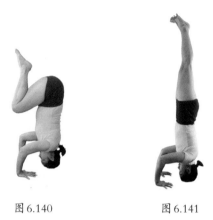

图 6.140　　　　　图 6.141

4. 头中正，目视脸前的地板，或闭上眼睛从内在调整体式平衡。

5. 面部、喉咙放松，自然呼吸。

（三）出体式

1. 稳定好根基，屈髋慢慢地放下双腿，让脚踩在地板上。

2. 屈膝跪地，臀部坐在脚跟上，前额触地，放松肩背。

3. 抬上体，回到金刚坐。

注意事项：头倒立Ⅱ式其他起腿方式：

1. 双腿直腿起（图 6.142）。

2. 双腿蹬摆依次上举（图 6.143、图 6.144）。

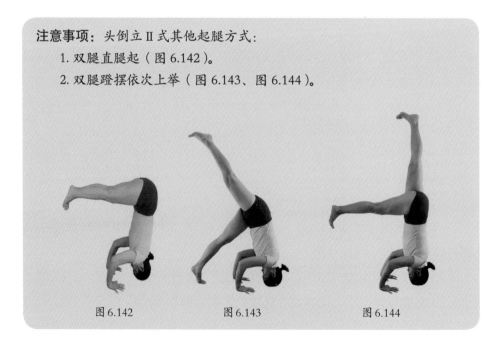

图 6.142　　　　　　图 6.143　　　　　　图 6.144

3. 从双角式起（图 6.145、图 6.146）。

（1）进入双角式（图 2.97）。

（2）提脚跟，重心前移，把脚的重量一步步转移到头和手，把坐骨提向肩的正上方。

（3）压住手掌，梗住脖子，提起肩膀，肩胛强烈内收上提，收住核心，慢慢让脚离开地面。保持头手根基稳定，展开前侧腹股沟，进入头倒立Ⅱ式（图 6.141）。

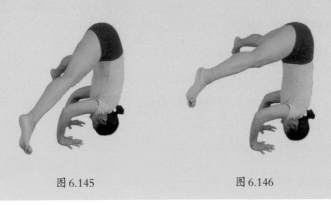

图 6.145　　　　　　　图 6.146

三、体式平衡结构图（图 6.147）

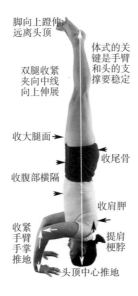

图 6.147

四、常见问题和解决办法

屈髋，身体不垂直

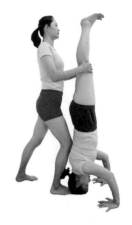

原因分析：空间感和肌肉的本体感觉不够；对身后未知区域的不确定性有恐惧心理。

解决办法：

1. 借助辅具，参阅前述练习步骤，循序渐进练习。

2. 同伴互助（图6.148）。辅助者站在习练者背后，用膝关节轻抵习练者上背部，预防肩颈和后背向后突出。在习练者蹬摆向上时快速抓握其双腿上提，帮助其进入体式。让习练者体会向上伸展的感觉，同时减小其颈椎

图6.148

和手的压力。出体式时，辅助者抓紧习练者的一条腿，放开另一条腿向下落地，安全后再松手。

五、体式功效

- 同支撑头倒立Ⅰ式。
- 强化手腕、手臂和肩颈的力量。

六、特别提示

- 同支撑头倒立Ⅰ式。
- 初学者和身体虚弱者，靠墙练习，确保安全。
- 头倒立Ⅱ式相对于头倒立Ⅰ式，根基的支撑面积有所减少，对手腕和上肢肌肉力量，以及身体的平衡性要求更高。因此要在掌握了肩倒立和支撑头倒立Ⅰ式的基础上，再进行头倒立Ⅱ式的练习。并按照本节的练习步骤进行，遵循"循序渐进"和"安全第一"的原则。

第四章　手（肘）为主支撑体式

第一节　孔雀起舞式
（Salamba Pincha Mayurasana）

一、体式类别

支撑 + 倒置

二、体式步骤和要点

辅具：瑜伽砖一块，伸展带一根，一面墙。

（一）准备体式

金刚坐

（二）进入体式

🔲 孔雀起舞准备式

主要体会脚趾蹬地推送，手掌和前臂下压，收肩胛，展开前侧腋窝，上提肩膀、躯干、大腿面和坐骨的力。

为了帮助大臂发力和防止肘关节分开过大，在肘上端套与肩宽的伸展带。为了防止两手相互靠近，虎口可以卡砖。

1. 从金刚坐俯身向前，两小臂同肩宽落在地板上，五指张开，中指朝前，虎口卡住砖的两端（图 6.149）。

2. 重心前移，勾脚趾踩地，蹬直双腿，抬高臀部。在肩胛充分内收的基础上，双脚最大限度走向肘，不断推高坐骨向上（图 6.150）。

（1）前臂有力下压，肩膀持续上提远离地板。

（2）收肩胛，收腹部，保持躯干前后均等伸展。

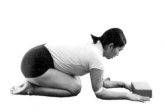

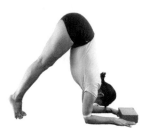

图 6.149   图 6.150

（3）膝盖和大腿面收紧上提，展开膝窝。

（4）脚趾蹬地，伸展脚面、脚踝，至脚趾尖点地，把坐骨推到最高点。

3. 略抬头，眼看面前的地板。

4. 面部、喉咙放松，呼吸放松。

5. 呼气，屈膝跪地退出体式。

▨ 脚蹬墙半孔雀起舞式

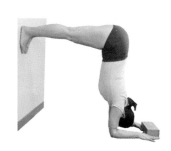

图 6.151

1. 用手杖式测量肘关节的位置（图 6.113）。

2. 肘关节对齐坐骨连线，进入孔雀起舞准备式（图 6.150）。

3. 稳定好根基，两脚依次踩在墙上，蹬直双腿，脚跟和坐骨等高。肘、肩和坐骨三点一线垂直地板（图 6.151）。

（1）要点同准备式。

（2）前肋和腹部内收，避免塌腰。

（3）脚掌（特别是脚内侧）推墙，脚跟和坐骨彼此远离。

4. 略抬头，眼看面前的地板。

5. 面部、喉咙放松，呼吸放松。

6. 呼气，依次落下双脚，屈膝跪地退出体式。

▨ 有支撑的单腿孔雀起舞式

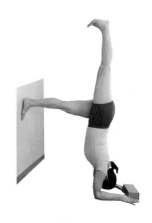

图 6.152

1. 进入脚蹬墙半孔雀起舞式（图 6.151）。

2. 以右腿在上为例。保持一切结构不变，从右脚跟中点发力，直腿上抬右腿和躯干垂直一线（图 6.152）。

（1）不断上提左坐骨和右脚。

（2）左外腹股沟向后，右大腿内旋，让骨盆保持正位。

（3）右脚趾回勾，让脚掌内外侧均等伸展向天花板。

3. 略抬头，眼看面前的地板。

4. 面部、喉咙放松，呼吸放松。

5. 呼气，落右脚踩墙，换反侧练习。

6. 呼气，依次落下双脚，屈膝跪地退出体式。

▦ 靠墙孔雀起舞式

靠墙孔雀起舞式采用蹬摆依次起腿的方式进入。

1. 砖贴墙横放，手卡砖进入孔雀起舞准备式（图 6.150）。

2. 左脚蹬地，右腿直腿上摆，带动躯干骨盆向上抬升（图 6.153）。

3. 保持手臂、肩颈、腰腹和骨盆的稳定，左腿快速跟进和右腿并拢，伸直双腿，脚跟中点靠在墙上（图 6.154、图 6.155）。

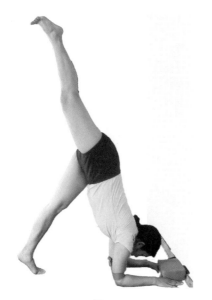
图 6.153

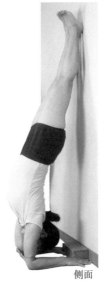
侧面
图 6.154

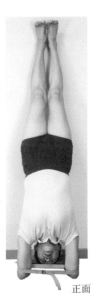
正面
图 6.155

（1）前臂下压，最大限度地提肩向上，伸展脖颈。

（2）肋腔内收上提，避免塌腰。

（3）尾骨内收上提，大腿面伸展向脚。

（4）双脚、双腿并拢，脚跟沿墙向上蹬伸。

4. 略抬头，眼看两手之间的地板。

5. 面部、喉咙放松，呼吸放松。

6. 出体式时，保持一脚贴墙向上伸展，另一腿直腿向下落，保持根基稳定，有控制依次落下双腿。

注意事项：初学者可以只练习蹬摆提重心的动作，来找到手臂的稳定支撑和身体的协同发力，帮助消除心理的恐惧，直到躯干和双腿的抬升越来越轻盈有控制。

孔雀起舞式

1. 靠墙能轻松起孔雀起舞式的习练者，把砖离开墙一点，按照靠墙孔雀起舞式的要领轻轻蹬摆起腿，进入体式（图6.156、图6.157）。

2. 需要更强的上肢和腰腹核心力量、良好的空间感，以及神经和头脑的稳定性。

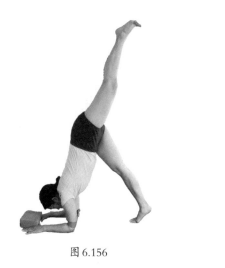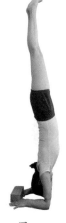

图 6.156   图 6.157

（三）出体式

1. 稳定好根基和腰腹核心，依次放下双腿，金刚式身印放松。

2. 抬起上体，回到金刚坐。

三、体式平衡结构图（图 6.158、图 6.159）

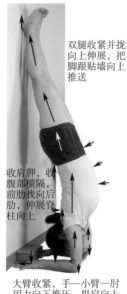

双腿收紧并拢
向上伸展，把
脚跟贴墙向上
推送

收肩胛，收
腹部横隔，
前肋找向后
肋，伸展脊
柱向上

大臂收紧，手—小臂—肘
用力向下推压，提肩向上

图 6.158

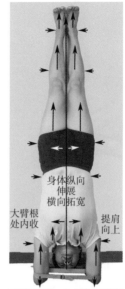

身体纵向
伸展
横向拓宽

大臂根
处内收

提肩
向上

手肘同肩宽，大小臂相互平行

图 6.159

四、常见问题和解决办法

（一）肘关节打开，两手相互靠近

原因分析：肩的灵活性不够，上肢和肩颈力量不足

解决办法：虎口卡砖，肘的上方套同肩宽的伸展带，帮助固定两手和两肘。

（二）重心往下掉，肩颈压力大

原因分析：同前述。

解决办法：

1. 借助辅具帮助收肩胛，稳定体式（图 6.160）。椅子如图所示靠墙放置，手从下抓握后腿的横梁。按照孔雀起舞式的要领进入体式。椅面能很好地帮助收肩胛，让躯干向上延展。

2. 同伴互助（图 6.161）。辅助者站在习练者两手前方，等习练者蹬摆起腿时，快速抓握习练者双腿向上提，习练者收肩胛，收肋腔，两臂推压地板向上伸展。

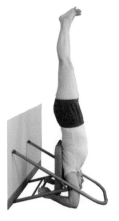
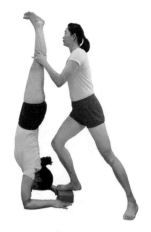

图 6.160   图 6.161

五、体式功效

- 同支撑头倒立Ⅱ式。
- 打开肩膀，强化肩臂力量。

六、特别提示

- 生理期不能练习该体式。
- 高血压、心脏病、肩颈疾患者，在有经验教师的指导下练习。
- 孔雀起舞式的学习按照本小节的练习步骤进行，遵循"循序渐进"和"安全第一"的原则。

第二节　手倒立式（Adho Mukha Vrksasana）

一、体式类别

支撑 + 倒置

二、体式步骤和要点

（一）准备体式

下犬式

（二）进入体式

🔲 背靠墙的半手倒立

1. 双手与肩同宽贴墙放置，双脚踩在椅子面上。

2. 利用手脚和腰腹的力，伸直手臂和双腿，让后背轻轻贴靠墙壁向上伸展（图 6.162）。

（1）肱骨头收紧，肩胛骨内收，稳定肩颈带。

（2）腹部核心内收上提，大腿面上提，把坐骨送向天花板。

（3）后脑抵墙，让肩膀上提，肩胛骨远离墙。

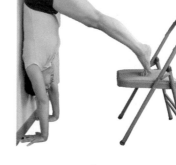

图 6.162

3. 面部、喉咙放松，呼吸放松。

4. 屈膝，屈肘，依次放下双脚踩地，退出体式。

🔲 脚蹬墙的半手倒立

1. 用手杖式确定掌根距离墙的距离（图 6.113）。

2. 双手分开与肩同宽，掌根放在坐骨连线上，脚跟蹬墙进入下犬式。

3. 屈膝，两脚依次上墙，脚跟和坐骨等高，蹬直腿，双腿和躯干呈 90 度（图 6.163—图 6.165）。

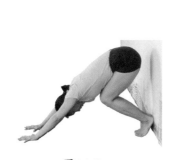

图 6.163

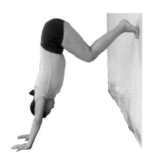

图 6.164

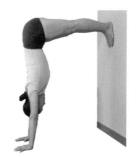

图 6.165

注意事项： 待身体稳定后，可以采用屈膝双脚跳上墙的方式。

（1）小臂内旋，大臂外旋，锁紧手肘。

（2）肱骨头收紧，肩膀上提，肩胛骨内收上提，找到手臂和躯干的稳定连接。

（3）腹部核心内收上提，大腿面上提，把坐骨送向天花板。

（4）肋腔内收，避免塌腰撅臀。

4.略抬头，眼看两手之间的地板。

5.面部、喉咙放松，呼吸放松。

6.依次放下双腿，屈膝跪地，英雄式身印放松。

▦ 单腿手倒立

1.进入脚蹬墙的半手倒立。以上举右腿为例。

2.保持好身体的稳定性，右腿从大腿面直腿向上抬起，和躯干、手臂在一条垂直线上（图6.166）。

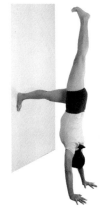

（1）左侧坐骨和左大腿面有力上提，左坐骨和左手彼此远离。

（2）右腿内旋向上蹬伸，大腿面、膝盖和脚趾朝向墙。右脚和右手彼此远离。

（3）双手推地，双臂夹中线，肩膀上提远离手臂，收肋腔避免塌腰。

3.略抬头，眼看两手之间的地板。

4.面部、喉咙放松，呼吸放松。

5.保持稳定，落右腿蹬墙，换反侧练习。

6.呼气，依次落下双腿，英雄式身印放松。

图6.166

▦ 靠墙手倒立

1.手离墙10~20cm左右撑地（手靠墙越近，起手倒立难度越大），进入下犬式。

2.保持手臂伸展，提着肩膀，提着坐骨，脚慢慢走向手（图6.167）。

3.顶肩推手，左脚蹬地，右腿直腿上摆，带动躯干骨盆向上抬升。锁住手肘，稳定肩关节，支撑力完全转移到双手上来，让身体重心快速上提到和手在一个垂直面中（图6.168、图6.169）。

4.保持手臂、肩颈、腰腹和骨盆的稳定，左腿快速并右腿，脚跟中点几乎同时落在墙上（图6.170）。

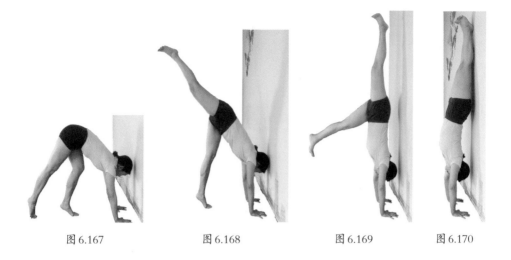

图 6.167   图 6.168   图 6.169   图 6.170

（1）推手：双手均衡有力推压地板，双臂外侧努力夹向中线，锁住手肘，稳定肩关节。

（2）顶肩：借助推手的力，让肩膀持续上提远离双手。

（3）核心稳定：适当收紧腰腹核心和盆底肌群，均衡伸直躯干和骨盆向上，避免肋腔前突造成塌腰。

（4）尾骨内收上提，大腿面伸展向脚，帮助展开前腹股沟。

（5）双脚并拢，脚趾回勾，展开脚底的皮肤。脚外侧回拉，脚内侧带动腿内侧更多伸展向上。

5. 略抬头，眼看两手之间的地板。

6. 面部、喉咙放松，呼吸放松。

（三）出体式

1. 有控制地先落下一条腿，另一腿跟随落地，抱臂前屈，放松休息。

2. 圆背起，回到山式。

注意事项： 初学者只练习蹬摆提重心的动作，来找到手臂的稳定支撑和身体的协同发力，帮助消除心理的恐惧，直到躯干和双腿的抬升越来越轻盈有控制。

▨ 手倒立

等习练者能非常轻盈蹬摆上墙后，可以在中间练习起手倒立（图 6.171）。步骤和要领同靠墙手倒立。

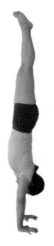

图 6.171

三、体式平衡结构图（图 6.172、图 6.173）

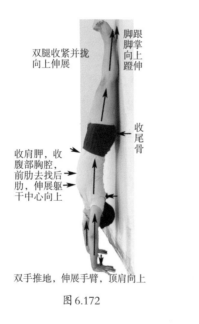

双腿收紧并拢
向上伸展

脚跟
脚掌
向
上
蹬伸

收尾骨

收肩胛，收
腹部胸腔，
前肋去找后
肋，伸展躯
干中心向上

身体纵向
伸展，
横向拓宽

双手推地，伸展手臂，顶肩向上

双手与肩同宽

图 6.172　　　　　　图 6.173

四、常见问题和解决办法

（一）重心往下掉，肋腔突出，塌腰

原因分析：主要是因手臂、肩背、核心和下肢力量不足所致。

解决办法：多做背靠墙的半手倒立，让腹部肋腔去找向墙（图 6.162）。

（二）具备半手倒立的基础，但上不了墙

原因分析：心理恐惧，蹬摆不充分，或蹬摆过程中肩不稳定。

解决办法：

1. 多练习顶肩推手动作，找到肩颈关节的稳定，再练习蹬摆动作，把上下肢的力贯穿协同起来。

2. 同伴互助：辅助者熟悉手倒立的技术要点，有一定体力和经验，能确保习练者的安全。

（1）帮助习练者上墙。辅助者站在习练者侧面，等习练者蹬摆起腿后，双手快速抓握其双腿向上提拉，把脚跟放在墙上。

（2）在中间帮助习练者起手倒立（图 6.174）。辅助者站在习练者手的前方。等习练者蹬摆起腿后，双手快速抓握摆动腿向上提拉固定。同时膝盖顶住习练者肩胛，帮助稳定肩关节。习练者蹬地腿并拢后，辅助者双手分别抓握上提习练者的双腿。习练者推手顶肩向上，收住核心，稳定骨盆和双腿。

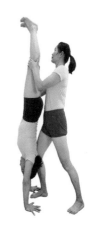

图 6.174

出体式时，辅助者抓握住习练者一条腿帮助其稳定身体，等习练者另一条腿放下腿后，再放开其上方的腿。

五、体式功效

同孔雀起舞式（见 P312）。

六、特别提示

● 同孔雀起舞式。

● 手倒立仅靠两臂支撑来维持身体平衡，需要较强的上肢和腰腹核心力量、肩关节的灵活稳定性，以及身体协同发力、整合统一的能力，还要克服心理的恐惧感，属于高难体式。学习手倒立体式之前，需要先掌握肩倒立和头倒立体式，建立倒置体式头脑和身体的觉知，为手倒立的学习打好基础。手倒立的学习一般先从半手倒立开始，再到贴墙的手倒立，遵循"循序渐进"和"安全第一"的原则。

附录一

教材目录中体式按照脊柱形态分类（见表1—表6）

表1　脊柱自然顺位体式

1	山式（Tadasana/Samasthiti）	P20 页
2	祈祷式（Namaskarasana）	P24 页
3	手臂上举伸展式（Urdhva Hastasana）	P24 页
	上举十指交扣式（Urdhva Baddhanguliyasana）	P24 页
	上举祈祷式（Urdhva Namaskarasana）	P24 页
4	背后十指交扣式（Paschima Baddhanguliyasana）	P30 页
	反祈祷式（Paschima Namaskarasana）	P30 页
	牛面式（Gomukhasana）	P30 页
5	幻椅式（Utkatasana）	P41 页
6	四肢伸展式（Utthita Hasta Padasana）	P53 页
7	四肢侧伸展式（Parsva Hasta Padasana）	P63 页
8	战士Ⅱ式（Virabhadrasana Ⅱ）	P66 页
9	树式（Vrksasana）	P92 页
10	手抓脚趾伸展式（Utthita Hasta Padangusthasana）	P106 页
11	侧手抓脚趾伸展式（Parsva Hasta Padangusthasana）	P109 页
12	手杖式（Dandasana）	P114 页
13	坐角式（Upavistha Konasana）	P137 页
14	简易坐山式（Parvatasana in Svastikasana）	P152 页
15	束角式（Baddha Konasana）	P163 页
16	牛面式（Gomukasana）	P165 页
17	半船式（Ardha Paripurna Navasana）	P170 页

18	全船式（Paripurna Navasana）	P173 页
19	金刚坐式 / 雷电坐式（Vajarasana）	P178 页
20	英雄坐式（Virasana）	P181 页
21	仰卧山式（Supta Tadasana）	P200 页
22	单锁腿式（Eka Pada Supta Pavanamukatasana）	P203 页
23	双锁腿式（Dwi Pada Supta Pavanamuktasana）	P206 页
24	仰卧上伸腿式（Supta Urdhva Prasarita Padasana）	P208 页
25	仰卧手抓脚趾 I 式（Supta Padangusthasana I ）	P211 页
26	仰卧手抓脚趾 III 式（Supta Padangusthasana III）	P214 页
27	挺尸式（Savasana）	P233 页
28	俯卧山式（Adho Mukha Tadasana）	P237 页
29	斜板式（Utthita Chaturanga Dandasana）	P252 页
30	四肢支撑式（Chaturanga Dandadana）	P255 页
31	侧板式（Vasisthasana）	P257 页
32	反台式（Purvottanasana）	P261 页

表 2　前屈体式

1	加强前屈伸展式（Uttanasana）	P37 页
2	双角式（Prasarita Padottanasana）	P59 页
3	加强侧伸展式（Parsvottanasana）	P79 页
4	战士 III 式（Virabhadrasana III ）	P102 页
5	加强背部伸展式（Paschimottanasana）	P116 页
6	单腿头碰膝式（Janu Sirsasana）	P120 页
7	半英雄头碰膝式（Trianga Mukhaikapada Paschimottanasana）	P124 页
8	圣哲玛里琪 I 式（Marichyasana I ）	P132 页
9	面朝下坐角式（Adho Mukha Upavistha Konasana）	P142 页
10	侧向面朝下坐角式（Parsva Adho Mukha Upavistha Konasana）	P145 页
11	简易坐身印式（Adho Mukha Svastikasana）	P159 页

12	英雄式身印（Adho Mukha Virasana）	P183 页
13	金刚式身印（Adho Mukha Vajarasana）	P181 页
14	蜥蜴式（Godasana）	P248 页
15	下犬式（Adho Mukha Svanasana）	P263 页

表 3　侧伸展体式

1	风吹树式（Tiryaka Tadasana）	P44 页
2	三角伸展式（Utthita Trikonasana）	P75 页
3	侧角伸展式（Utthita Parsvakonasana）	P83 页
4	半月式（Ardha Chandrasana）	P99 页
5	侧坐角式（Uttita Parsva Upavistha Konasana）	P147 页
6	简易坐侧屈式（Parsva Svastikasana）	P157 页
7	门闩式（Parighasana）	P191 页

表 4　后弯体式

1	展臂式（Anvittanasana）	P48 页
2	战士 I 式（Virabhadrasana I）	P71 页
3	新月式（Anjaneyasana）	P188 页
4	骆驼式（Ustrasana）	P194 页
5	有支撑的仰卧束角式（Salambha Supta Baddha Konasana）	P222 页
6	有支撑的仰卧英雄式（Salambha Supta Virasana）	P225 页
7	椅子上的双腿内收直棍式（Dwi Pada Viparita Dandasana on Chair）	P228 页
8	眼镜蛇式（Bujangasana）	P238 页
9	蝗虫式（Salabhasana）	P241 页
10	弓式（Danurasana）	P244 页
11	上犬式（Urdhva Mukha Svanasana）	P267 页
12	上弓式（Urdhva Dhanurasana）	P269 页
13	四腿拱桥式（Catuspadasana）	P275 页

| 14 | 桥式肩倒立（Setubandha Sarvangasana） | P277 页 |
| 15 | 椅子上的肩倒立（Salamba Sarvangasana on Chair） | P280 页 |

表 5　扭转体式

1	半三角扭转式（Parivrtta Ardha Trikonasana）	P56 页
2	三角扭转式（Parivrtta Trikonasana）	P87 页
3	圣哲玛里琪 I 式准备式一（Marichyasana I）	P127 页
4	简易圣哲玛里琪Ⅲ式（Marichyasana Ⅲ）	P134 页
5	侧坐角式（Uttita Parsva Upavistha Konasana）	P147 页
6	简易坐扭转式（Parivrtta Svastikasana）	P154 页
7	巴拉德瓦伽 I 式（Bharadvajasana I）	P184 页
8	椅子上的巴拉德瓦伽式（Bharadvajasana on Chair）	P186 页
9	仰卧扭转式（Jathara Parivartanasana）	P220 页

表 6　倒置体式

1	加强前屈伸展式（Uttanasana）	P37 页
2	双角式（Prasarita Padottanasana）	P59 页
3	加强侧伸展式（Parsvottanasana）	P79 页
4	椅子上的内收直棍式（Dwi Pada Viparita Dandasana on Chair）	P228 页
5	倒箭式（Viparita Karani）	P231 页
6	下犬式（Adho Mukha Svanasana）	P263 页
7	上弓式（Urdhva Dhanurasana）	P269 页
8	四腿拱桥式（Catuspadasana）	P275 页
9	桥式肩倒立式（Setubandha Sarvangasana）	P277 页
10	椅子上的肩倒立式（Sarvangasana on Chair）	P280 页
11	犁式（Halasana）	P283 页
12	支撑肩倒立式（Salamba Sarvangasana）	P288 页

附录二

体式根基不同，但身体结构基本相同的体式。

每组体式都有相同要点，习练者在不同的身体空间位置去感受这些要点，通过多种方式获取内心感受，训练神经系统，提高本体感觉，使体式正位稳定，进而获得内心的平衡稳定。

第一组

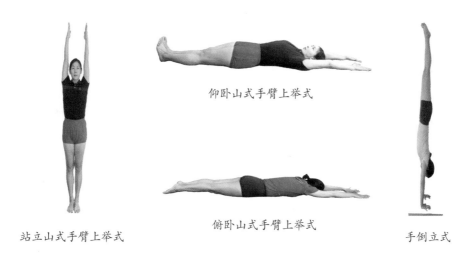

站立山式手臂上举式

仰卧山式手臂上举式

俯卧山式手臂上举式

手倒立式

第二组

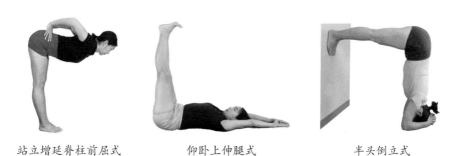

站立增延脊柱前屈式

仰卧上伸腿式

半头倒立式

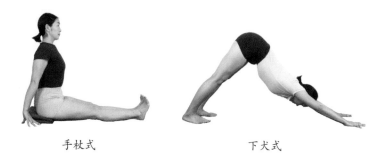

手杖式 下犬式

第三组

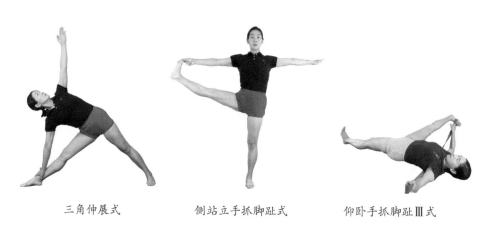

三角伸展式 侧站立手抓脚趾式 仰卧手抓脚趾Ⅲ式

第四组

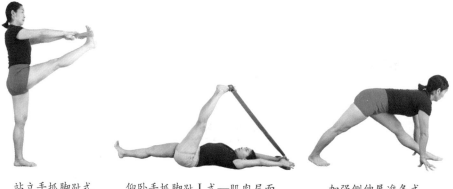

站立手抓脚趾式 仰卧手抓脚趾Ⅰ式—肌肉层面 加强侧伸展准备式

第五组

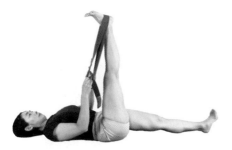

仰卧手抓脚趾Ⅰ式—骨骼层面

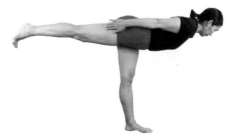

战士Ⅲ式

第六组

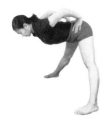

双角式准备式

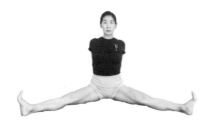

坐角式

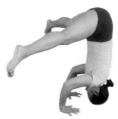

分腿半头倒立Ⅱ式

第七组

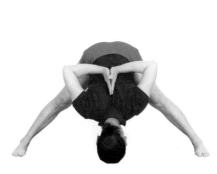

双角式

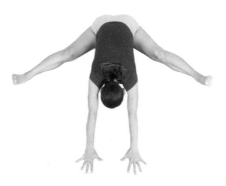

面朝下坐角式

第八组

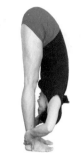

加强前屈伸展式

加强背部伸展式

头倒立准备式

第九组

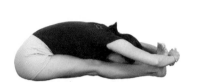

蝗虫式

内收直棍式

桥式肩倒立

孔雀起舞式

展臂式

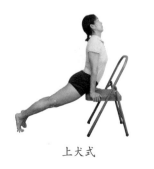

上犬式

蛇式

第十组

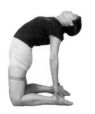

骆驼式

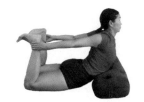

半弓式

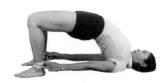

四腿拱桥式

第十一组

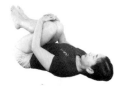

双锁腿式

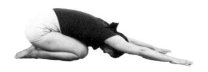

金刚式身印

参考文献

[1] B K S 艾扬格. 瑜伽之光[M]. 2版. 王晋燕，译. 北京：当代中国出版社，2011.

[2] B K S 艾扬格. 艾扬格瑜伽[M]. 莫慧春，译. 北京：北京联合出版公司，2015.

[3] 吉塔·艾扬格. 艾扬格瑜伽入门教程[M]. 蔡孟梅，译. 南京：江苏凤凰美术出版社，2015.

[4] 吉塔·艾扬格. 艾扬格瑜伽进阶教程[M]. 付静，李珊珊，华代娟，译. 杭州：浙江大学出版社，2017.

[5] 吉塔·艾扬格. 瑜伽树[M]. 于丽娜，译. 北京：当代中国出版社，2011.

[6] 格温·劳伦斯. 体育运动中的力量瑜伽[M]. 舒思瑶，译. 北京：人民邮电出版社. 2021.

[7] 克里斯滕·布拉特，斯塔凡·埃尔格雷德. 功能性瑜伽[M]. 赵丹彤，译. 北京：人民邮电出版社. 2019.